國醫

國醫典藏影印

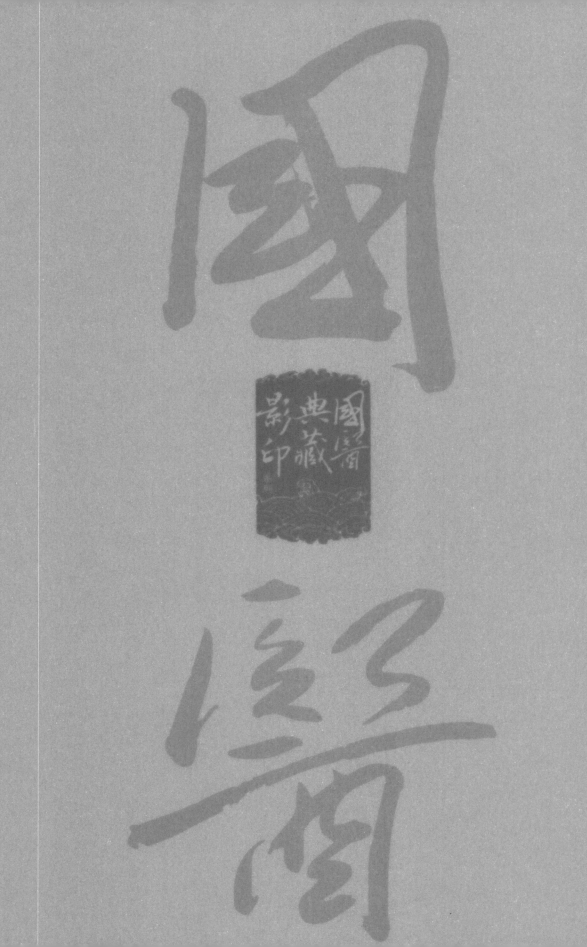

國醫典藏影印系列

注解傷寒論

漢·張機 著
金·成無己 注

人民衛生出版社
·北京·

圖書在版編目（CIP）數據

注解傷寒論 /（金）成無己注 .—北京：人民衛生出版社，2022.11
（國醫典藏影印系列）
ISBN 978-7-117-33934-6

Ⅰ. ①注… Ⅱ. ①成… Ⅲ. ①《傷寒論》– 注 Ⅳ. ①R222.22

中國版本圖書館 CIP 數據核字（2022）第 203258 號

國醫典藏影印系列
注解傷寒論
Guoyi Diancang Yingyin Xilie
Zhujie Shanghanlun

注　　者：成無己
出版發行：人民衛生出版社（中繼綫 010-59780011）
地　　址：北京市朝陽區潘家園南里 19 號
郵　　編：100021
E - mail：pmph @ pmph.com
購書熱綫：010-59787592　010-59787584　010-65264830
印　　刷：三河市宏達印刷有限公司（勝利）
經　　銷：新華書店
開　　本：787 × 1092　1/16　**印張：**26.5　**插頁：**1
字　　數：565 千字
版　　次：2022 年 11 月第 1 版
印　　次：2023 年 1 月第 1 次印刷
標準書號：ISBN 978-7-117-33934-6
定　　價：128.00 元
打擊盜版舉報電話：010-59787491　E-mail：WQ @ pmph.com
質量問題聯系電話：010-59787234　E-mail：zhiliang @ pmph.com
數字融合服務電話：4001118166　E-mail：zengzhi @ pmph.com

中國的傳世古籍浩如烟海，汗牛充棟，其中中醫藥古典醫籍占有重要的地位。據不完全統計，存世的中醫藥古籍超過一萬種，若包括不同版本在內，數量更多。中醫藥古籍是傳承中華優秀文化的重要載體，是中醫文化寶庫中之瑰寶。這些珍貴的中醫文化遺產是當代中醫藥學繼承和創新的源泉，蘊藏着精深的無可替代的學術價值和實用價值。保護和利用好中醫藥古籍，是弘揚中華優秀傳統文化、傳承中醫學術的必由之路。大凡古今醫家，無不是諳熟中醫藥古籍，并在繼承前人經驗的基礎上而成爲一代宗師。步入新時代，中醫的發展創新仍然離不開繼承，而繼承的第一步必須是學習古籍，奠定基礎，在此基礎上創立新説，真正做到傳承精華，守正創新。

人民衛生出版社自一九五三年成立以來即開始承擔中醫古籍出版工作。先後出版了影印本、點校本、校注本、校釋本等數百種古籍著作。通過近七十年的積澱，人衛社形成了中醫古籍整理規範，爲中醫藥教材、專著建設做了大量基礎性工作；并通過古籍整理，培養了一大批中醫古籍整理人才；同時，造就了一批治學嚴謹，并具有中醫古籍編輯職業素養的專業編輯隊伍，形成了編輯、排版、校對、印製各環節成熟的質量保證體系。多個項目獲得國家古籍整理出版資助，榮獲中國出版政府獎、國家科技進步獎等殊榮，并且形成了「品牌權威、名家雲集」「版本精良、校勘精準」「讀者認可、歷久彌新」的特點，贏得了讀者和行業内的一致認可與高度評價。

讀經典、跟名師、做臨床、成大醫是中醫人才成長的重要路徑。中醫古籍的影印最忠實於原著，也是中醫古籍整理的重要方法之一，具有較高的學術價值和文獻價值。爲了更好地貫徹落實中共中央辦公廳、國務院辦公廳於二〇二二年四月印發的《關於推進新時代古籍工作的意見》精神，滿足讀者學習和研究中醫古籍需要，我們精選了十種曾在我社二十世紀六十年代先後影印出版，頗受廣大讀者歡迎的中醫經典古籍影印本，作爲《國醫典藏影印系列》出版。其内容涉及中醫理論、中醫臨床、中藥等；所選版本，均爲傳世之本，部分品種現已成爲市場稀有的收藏之作。爲便於讀者研習和收藏，本次影印在版式上進行了擴印，對於影印本中不清楚的字進行描修等，并以精裝版面世。本次影印出版不僅具有實用價值，更具有珍貴的版本價值與文獻價值，期待本系列的出版，能真正起到讀古籍、築根基、做臨床、提療效的作用，爲推動我國中醫藥事業的發展與創新做出貢獻。

《國醫典藏影印系列》（十種）

《黄帝内經素問》
《黄帝内經靈樞》
《黄帝内經太素》
《注解傷寒論》
《金匱玉函經》
《神農本草經》
《本草綱目》（全二册）
《備急千金要方》
《千金翼方》
《外臺秘要》（全三册）

人民衛生出版社
二〇二二年八月

刻仲景全書序

歲乙未吾邑疫厲大作予家臧獲率六七就枕席吾吳和緩明卿沈君南昉在海虞藉其力而起死亡殆徧予家得大造于沈君矣不知沈君操何術而若斯之神因詢之君曰予豈探龍藏秘典剖青囊奧而神斯也哉特于仲景之傷寒論窺一斑兩斑耳予曰吾聞

是書于家大夫之日久矣而書肆間絶不
可得君曰予誠有之予讀而知其爲成
無己所解之書也然而魚亥不可正句
讀不可離矣已而搆得數本字爲之
正句爲之離補其脱畧訂其舛錯沈君
曰是可謂完書仲景之忠臣也予謝不
敏先大夫命之爾其板行斯以惠厥同
胞不肖孤曰唯丶沈君曰金匱要畧仲景

治雜證之秘也盡并刻之以見古人攻擊補瀉緩急調停之心法先大夫曰小子識之不肖孤曰敬哉既合刻則名何從先大夫曰可哉命之名仲景全書既刻已復得宋板傷寒論焉予曩固知成注非全文及得是書不啻拱璧轉卷間而後知成之荒也因復并刻之所以承先大夫之志歟又故紙中檢得傷

寒類證三卷所以槩括仲景之書去其煩
而歸之簡聚其散而彙之一其于病證脉
方若標月指之明且盡仲景之法于是粲
然無遺矣乃并附于後予因是衆夫世
之人向故不得盡命而死也夫仲景殫
心思于軒岐辯證候于絲髮著為百十
二方以全民命斯何其仁且愛而躋一世
于仁壽之域也乃今之業醫者舍本逐

末超者曰東垣局者曰丹溪已矣而最稱高識者則玉機微義是宗若素問若靈樞若玄珠密語則嗒焉茫乎而不知旨歸而語之以張仲景劉河間幾不能知其人与世代猶靦然曰吾能已病足矣奚高遠之是務且于今之讀軒岐書者必加誚曰是夫也徒讀父書耳不知兵變已夫不知變者世誠有之以其

變之難通而遂棄之者是猶食而咽
也去食以求養生者哉必且不然矣則
今日是書之刻烏知不爲肉食者大
嗟乎說者謂陸宣公達而以奏疏醫天
下窮而聚方書以醫萬民吾子固悠
然有世思哉予曰不不是先大夫之志
也先大夫固嘗以奏疏醫父子之倫醫
朋黨之漸醫東南之民瘼以直言敢諫

醫諂諛者之膏肓故躓之日多達之日
少而是書之刻也其先大夫宣公之志
與今先大夫殁垂四年而書成先大
夫處江湖退憂之心盖与居廟堂進
憂之心同一無竄矣客曰子實為之
而以為先公之志殆所謂善則稱親與不
肖孤回不之是先大夫之志也
萬曆己亥三月穀旦海虞清常道

人趙開美序

傷寒論序

夫傷寒論。蓋祖述大聖人之意。諸家莫其倫擬。故晉皇甫謐序甲乙鍼經云。伊尹以元聖之才。撰用神農本草。以爲湯液。漢張仲景論廣湯液。爲十數卷。用之多驗。近世太醫令王叔和。撰次仲景遺論甚精。皆可施用。是仲景本伊尹之法。伊尹本神農之經。得不謂祖述大聖人之意乎。張仲景漢書無傳。見名醫錄云。南陽人。名機。仲景乃其字也。舉孝廉。官至長沙太守。始受術於同郡張伯祖。時人言識用精微。過其師。所著論。其言精而奧。其法簡而詳。非淺聞寡見者所能及。自仲景于今八百餘年。惟王叔和能學之。其間如葛洪陶景胡洽徐之才孫思邈輩。非不才也。但各自名家。而不能脩明之。開寶中。節度使高繼沖曾編錄進上。其文理舛錯。未嘗考正。歷代雖藏之書府。亦闕於讎校。是使治病之流。舉天下無或知者。國家詔儒臣校正醫書。臣奇續被其選。以為百病之急。無急於傷寒。今先校定張仲景。傷寒論十卷。總二十二篇。證外合三百九十七法。除複重定有一百一十二方。今請頒行。太子右贊善大夫臣高保衡。尚書屯田員外郎

臣孫奇尚書司封郎中祕閣校理臣林億等謹上

傷寒卒病論集

論曰余每覽越人入虢之診望齊侯之色未嘗不慨然歎其才秀也怪當今居世之士曾不留神醫藥精究方術上以療君親之疾下以救貧賤之厄中以保身長全以養其生但競逐榮勢企踵權豪孜孜汲汲惟名利是務崇飾其末忽棄其本華其外而悴其內皮之不存毛将安附焉卒然遭邪風之氣嬰非常之疾患及禍至而方震慄降志屈節欽望巫祝告窮歸天束手受敗賫百年之壽命持至貴之重器委付凡醫恣其所措咄嗟嗚呼厥身

已斃神明消滅變為異物幽潛重泉徒為啼泣痛夫舉世昏迷莫能覺悟不惜其命若是輕生彼何榮勢之云哉而進不能愛人知人退不能愛身知已遇災值禍身居厄地蒙蒙昧昧惷若遊魂哀乎趨世之士馳競浮華不固根本忘軀徇物危若冰谷至於是也余宗族素多向餘二百建安紀年以来猶未十稔其死亡者三分有二傷寒十居其七感往昔之淪喪傷橫夭之莫救乃勤求古訓博采衆方撰用素問九卷八十一難陰陽大論胎臚藥錄并平脈辨證為傷寒雜病論合十六卷雖未能

盡愈諸病。庶可以見病知源。若能尋余所集。思過半矣。夫天布五行。以運萬類。人禀五常。以有五藏經絡府俞。陰陽會通。玄冥幽微。變化難極。自非才高識妙。豈能探其理致哉。上古有神農黄帝岐伯伯高雷公少俞少師仲文。中世有長桑扁鵲。漢有公乘陽慶及倉公。下此以往。未之聞也。觀今之醫。不念思求經旨。以演其所知。各承家技。終始順舊。省疾問病。務在口給。相對斯須。便處湯藥。按寸不及尺。握手不及足。人迎趺陽。三部不參。動數發息。不滿五十。短期未知。決診九候。曾無髣髴。明堂闕庭。盡不見察。所謂窺管而已。夫欲視死别生。實爲難矣。孔子云。生而知之者上。學則亞之。多聞博識。知之次也。余宿尚方術。請事斯語。

醫林列傳

張機

張機字仲景南陽人也受業於同郡張伯祖善於治療尤精經方舉孝廉官至長沙太守後在京師爲名醫於當時爲上手以宗族二百餘口建安紀年以来未及十稔死者三之二而傷寒居其七乃著論二十二篇證外合三百九十七法一百一十二方其文辭簡古奥雅古今治傷寒者未有能出其外者也其書為諸方之祖時人以為扁鵲倉公無以加之故後世稱為醫聖

王叔和

王叔和高平人也性度沉静博好經方尤精診處洞識養生之道深曉療病之源採摭羣論撰成脉經十卷叙陰陽表裏辨三部九候分人迎氣口神門條十二經二十四氣奇經八脉五藏六府三焦四時之痾纖悉備具咸可按用凡九十七篇又次張仲景方論爲三十六卷大行於世

成無已

成無已聊攝人家世儒醫性識明敏記問該博譔述傷寒義皆前人未經道者指在定體分形析證

若同而異者明之似是而非者辨之古今言傷寒者祖張仲景但因其證而用之初未有發明其意義成無巳博極研精深造自得本難素靈樞諸書以發明其奥因仲景方論以辨析其理極表裏虚實陰陽死生之説究藥病輕重去取加減之意真得長沙公之旨趣所著傷寒論十卷明理論三卷論方一卷大行於世

國子監
准　尚書禮部元祐三年八月八日符元祐三年
八月七日酉時准　都省送下當月六日
勑中書省勘會下項醫書册數重大紙墨價高民
間難以買置八月一日奉
聖旨令國子監别作小字雕印内有浙路小字本
者令所屬官司校對别無差錯即摹印雕版並候
了日廣行印造只收官紙工墨本價許民間請買
仍送諸路出賣奉
勑如右牒到奉行前批八月七日未時付禮部施

行續准禮部符元祐三年九月二十日准
都省送下當月十七日
勑中書省尚書省送到國子監狀據書庫狀准
朝旨雕印小字傷寒論等醫書出賣契勘工錢約
支用五千餘貫未委於是何官錢支給應副使用
本監比欲依雕四子等體例於書庫賣書錢内借
支又緣所降
朝旨候雕造了日令只收官紙工墨本價即別不
收息慮日後難以撥還欲乞
朝廷特賜應副上件錢數支使候指揮尚書省勘

當欲用本監見在賣書錢候將来成書出賣每部
只收息壹分餘依元降指揮奉
聖旨依國子監主者一依
勑命指揮施行
治平二年二月四日
進呈奉
聖旨鏤版施行
朝奉郎守太子右贊善大夫同校正醫書飛
騎尉賜緋魚袋臣高保衡
宣德郎守尚書都官員外郎同校正醫書騎

都尉臣孫奇
朝奉郎守尚書司封郎中充祕閣校理判登
聞檢院護軍賜緋魚袋臣林億
翰林學士朝散大夫給事中知制誥充史館修
撰宗正寺脩玉牒官兼判太常寺兼禮儀
事兼判祕閣祕書省同提舉集禧觀公事
兼提舉校正醫書所輕車都尉汝南郡開
國侯食邑一千三百户賜紫金魚袋臣范
鎮

推忠協謀佐理功臣金紫光祿大夫行尚書吏
部侍郎參知政事柱國天水郡開國公食
邑三千户食實封八百户臣趙槩
推忠協謀佐理功臣金紫光祿大夫行尚書吏
部侍郎參知政事柱國樂安郡開國公食
邑二千八百户食實封八百户臣歐陽脩
推忠協謀同德佐理功臣特進行中書侍郎兼
户部尚書同中書門下平章事集賢殿大
學士上柱國廬陵郡開國公食邑七千一
百户食實封二千二百户臣曾公亮

推忠協謀同德守正佐理功臣開府儀同三司

行尚書右僕射兼門下侍郎同中書門下

平章事昭文館大學士監脩國史兼譯經

潤文使上柱國衛國公食邑一萬七百户

食實封三千八百户臣韓琦

知兗州錄事參軍監國子監書庫臣郭直卿

奉議郎國子監主簿雲騎尉臣孫準

朝奉郎行國子監丞上騎都尉賜緋魚袋臣

何宗元

朝奉郎守國子司業輕車都尉賜緋魚袋臣
豐稷
朝請郎守國子司業上輕車都尉賜緋魚袋
臣盛僑
朝請大夫試國子祭酒直集賢院兼徐王府
翊善護軍臣鄭穆
中大夫守尚書右丞上輕車都尉保定縣開國
男食邑三百户賜紫金魚袋臣胡宗愈
中大夫守尚書左丞上護軍太原郡開國侯食

邑一千八百户食實封二百户賜紫金魚
袋臣王存
中大夫守中書侍郎護軍彭城郡開國矦食邑
一千一百户食實封二百户賜紫金魚袋
臣劉摯
正議大夫守門下侍郎上柱國樂安郡開國公
食邑四千户食實封九百户臣孫固
太中大夫守尚書右僕射兼中書侍郎上柱國
高平郡開國侯食邑一千六百户食實封
五百户臣范純仁

太中大夫守尚書左僕射兼門下侍郎上柱國
汲郡開國公食邑二千九百户食實封六
百户臣吕大防

註解傷寒論序

夫前聖有作後必有繼述之者則其教乃得著於世矣醫之道源自炎黄以至神之妙始興經方繼而伊尹以元聖之才撰成湯液俾黎庶之疾疢咸遂蠲除使萬代之生靈普蒙拯濟後漢張仲景又廣湯液為傷寒卒病論十數卷然後方大備兹先聖後聖若合符節至晋太醫令王叔和以仲

景之書撰次成序得爲完秩昔人以仲景方一部爲衆方之祖蓋能繼述先聖之所作迄今千有餘年不墜於地者又得王氏闡明之力也傷寒論十卷其言精而奥其法簡而詳非寡聞淺見所能賾究後雖有學者又各自名家未見發明僕忝醫業自幼徂老躭味仲景之書五十餘年矣雖粗得其門而近升乎堂然未入於室常爲之

憮然昨者解后聊攝成公議論該愽術業精通而有家學註成傷寒論十卷出以示僕其三百九十七法之内分析異同彰明隱奥調陳脉理區别陰陽使表裏以昭然俾汗下而灼見百一十二方之後通明名號之由彰顯藥性之主十劑輕重之攸分七精制用之斯見别氣味之所宜明補瀉之所適又皆引内經旁牽衆說方法之辨

莫不允當寔前賢所未言後學所未識是得仲景之深意者也昔所謂慊然者今悉達其奧矣親覿其書誠難默默不揆荒蕪聊序其畧時甲子中秋日洛陽嚴器之序

○成無巳註解傷寒論

首卷

卷第五　方十道

卷第六　方二十道

卷第七　方五道

已上十巻内。計方一百一十二道

此經方劑。並按古法錙銖分兩。與今不同。謂如㕮咀者。即今之剉如麻豆大是也。云一升者。即今之大白盞也。云銖者。六銖為一分。即二錢半也。二十四銖為一兩也。云三兩者。即今之一兩。云二兩。即今之六錢半也。料例大者。只合三分之一足矣。

南政三陰司天脉

太陰 少陰 厥陰

甲子 甲午

右手 寸不應 尺運 寸不應 左手

南政三陰司天脉

少陰 厥陰 太陽

己巳 己亥

右手 寸不應 尺運 寸口應 左手

南政三陰司天脉

少陽 太陰 少陰

己丑 己未

右手 寸口應 尺運 寸不應 左手

南政三陰在泉脉

右手 尺不應 尺運 尺不應 左手

己卯 己酉

厥陰 少陰 太陰

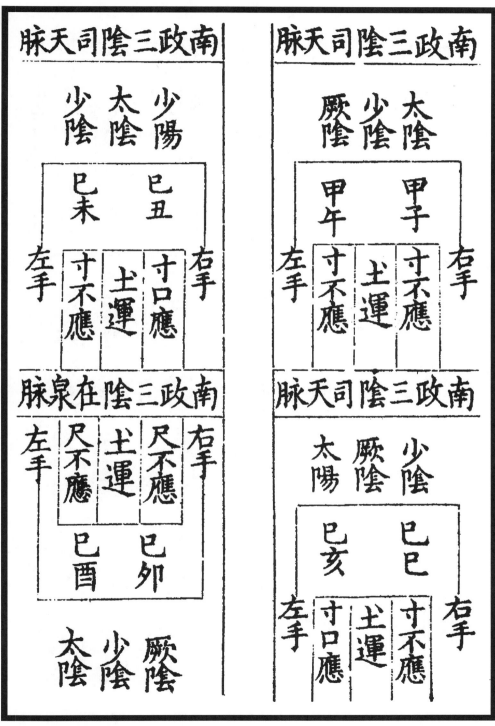

南政三陰在泉脉

右手 尺部應 土運 尺不應 左手

甲寅 甲申

太陽 厥陰 少陰

南政三陰在泉脉

右手 尺不應 土運 尺部應 左手

甲辰 甲戌

少陰 太陰 少陽

北政三陰司天脉

太陰 少陰 厥陰

丙戊庚 壬子午

左手 尺不應 金運 尺不應 右手

北政三陰司天脉

少陰 厥陰 太陽

乙辛丁 癸巳亥

左手 尺不應 火運 尺部應 右手

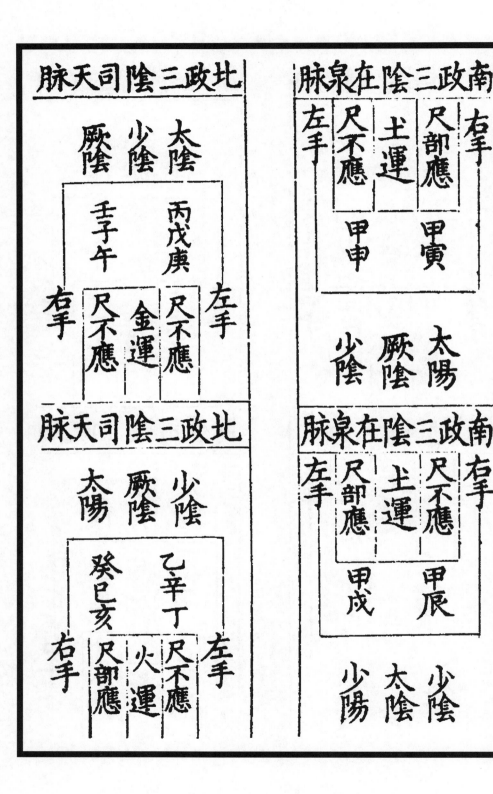

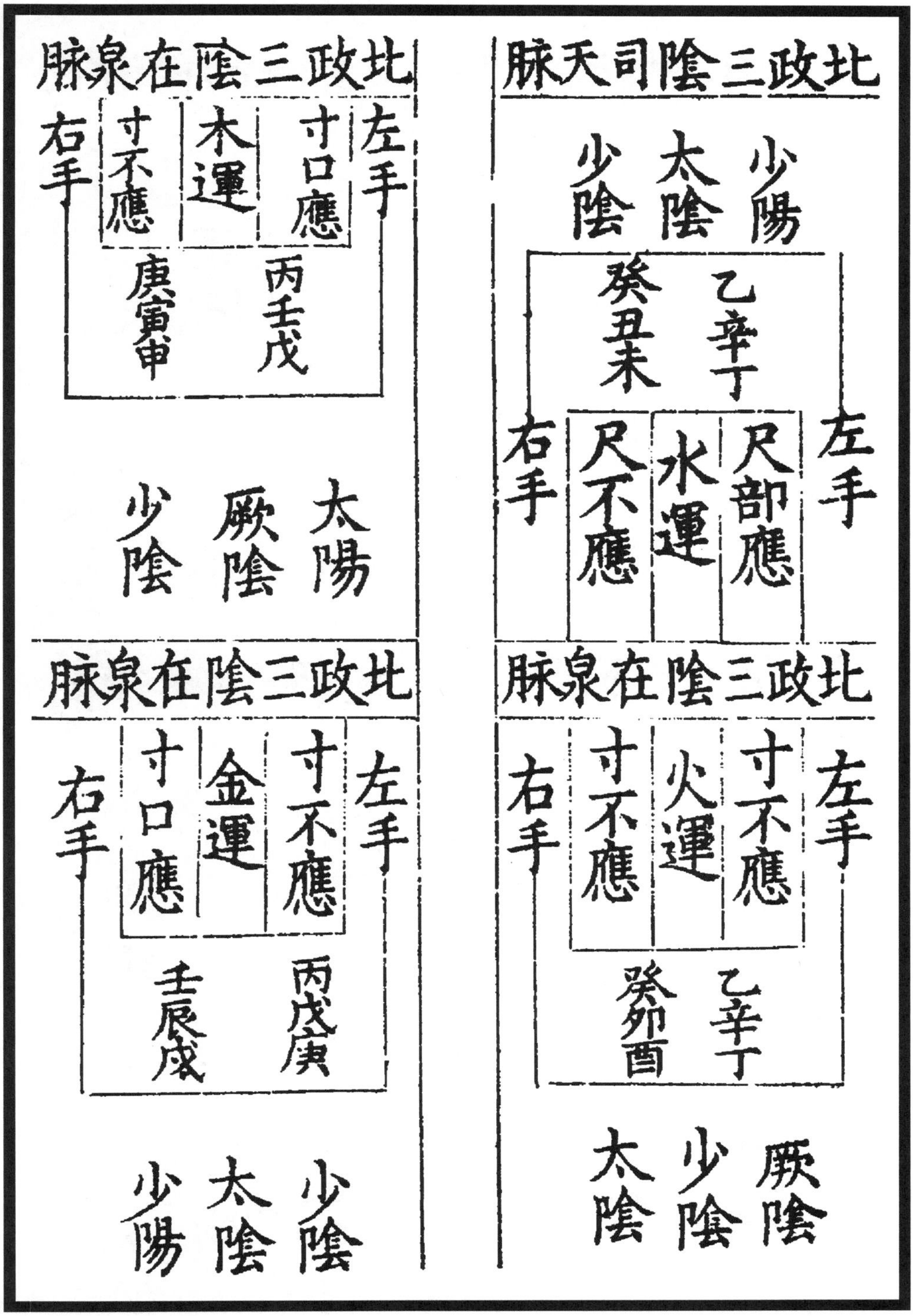
北政三陰司天脉
左手
尺部應
水運
尺不應
右手
乙辛丁
癸丑未
少陽
太陰
少陰
北政三陰在泉脉
左手
寸不應
火運
寸不應
右手
乙辛丁
癸卯酉
厥陰
少陰
太陰
北政三陰在泉脉
左手
寸口應
木運
寸不應
右手
丙壬戌
庚寅申
太陽
厥陰
少陰
北政三陰在泉脉
左手
寸不應
金運
寸口應
右手
丙戌庚
壬辰戌
少陰
太陰
少陽

南政陰陽脉交死

少陰 己巳　厥陰　太陽 己亥

交天左

南政陰陽脉交死

少陽 己丑　太陰 己未　少陰

交天左

南政陰陽脉交死

交地左

甲寅 太陽　厥陰　甲申 少陰

南政陰陽脉交死

交地左

甲辰 少陰　甲戌 太陰　少陽

北政陰陽脉交死

少陰 厥陰 太陽

乙辛丁 癸巳亥

交天左

北政陰陽脉交死

少陽 太陰 少陰

乙辛丁 癸丑未

交天左

北政陰陽脉交死

交地左

丙戊庚 壬寅申

太陽 厥陰 少陰

北政陰陽脉交死

交地左

丙戊庚 壬辰戌

少陰 太陰 少陽

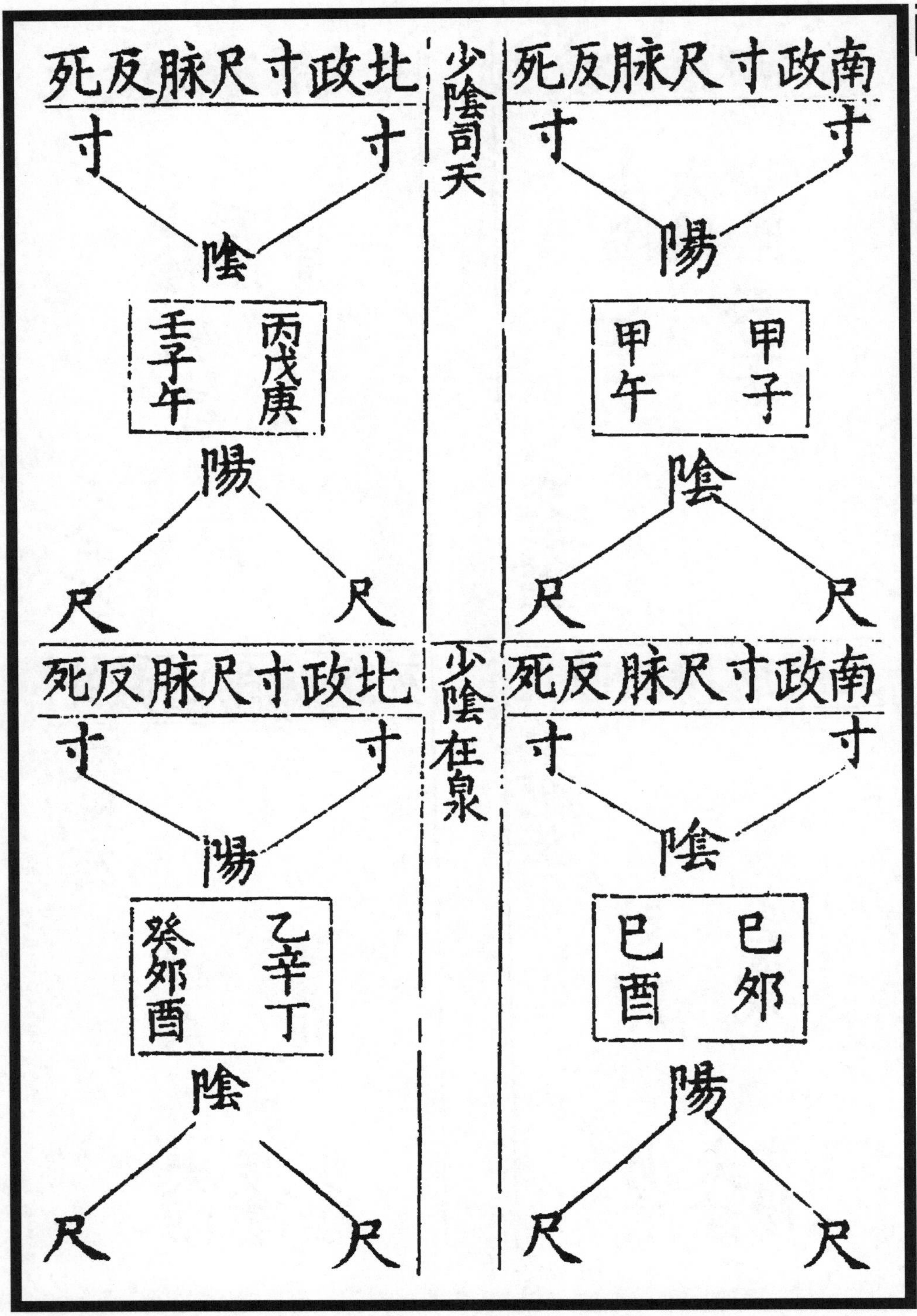
南政尺寸脉反死
寸 寸
陽
甲子
甲午
陰
尺 尺
少陰司天
北政尺寸脉反死
寸 寸
陰
丙戊庚
壬子午
陽
尺 尺
南政尺寸脉反死
寸 寸
陰
巳卯
巳酉
陽
尺 尺
少陰在泉
北政尺寸脉反死
寸 寸
陽
乙辛丁
癸卯酉
陰
尺 尺

太陽上下加臨補瀉病證之圖

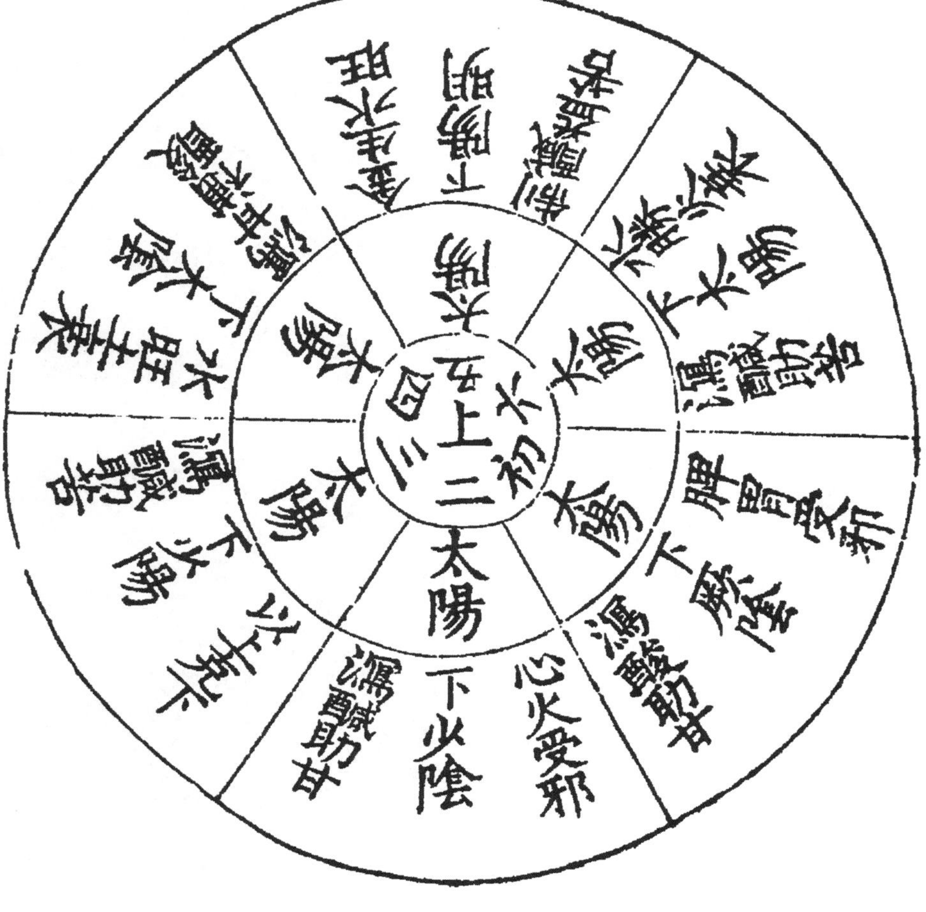

陽明上下加臨補瀉病證之圖

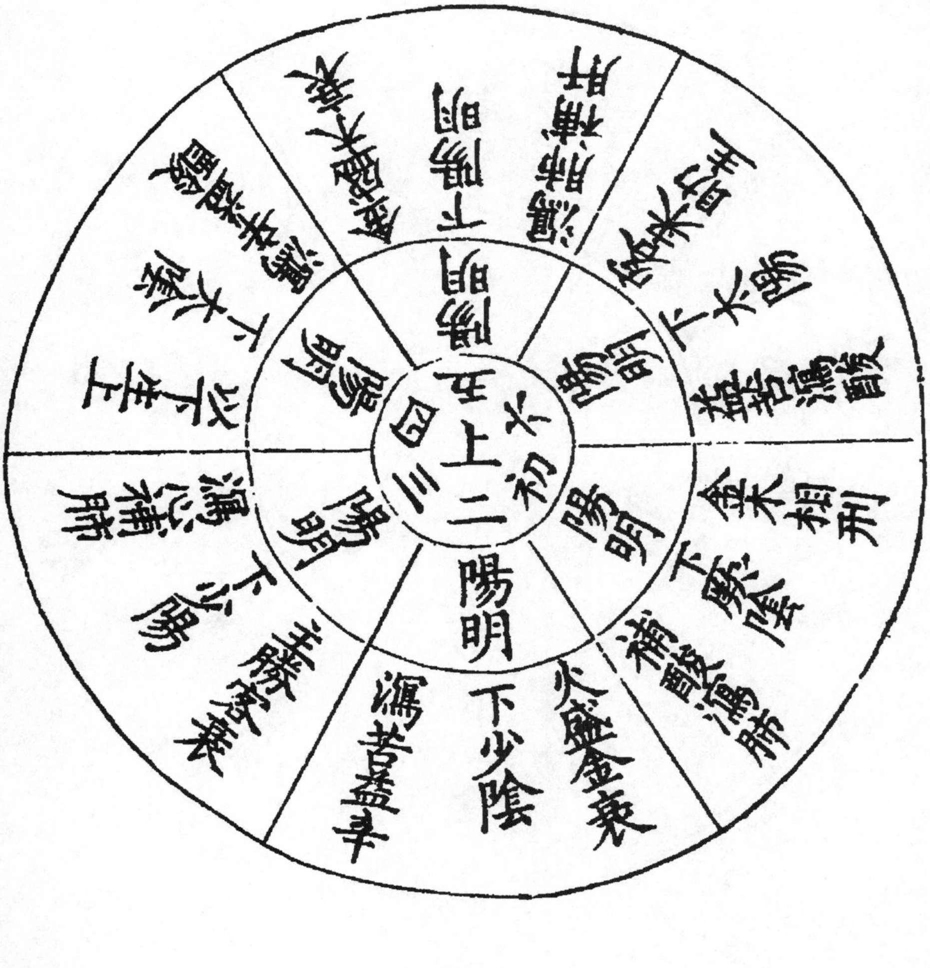

少陽上下加臨補瀉病證之圖

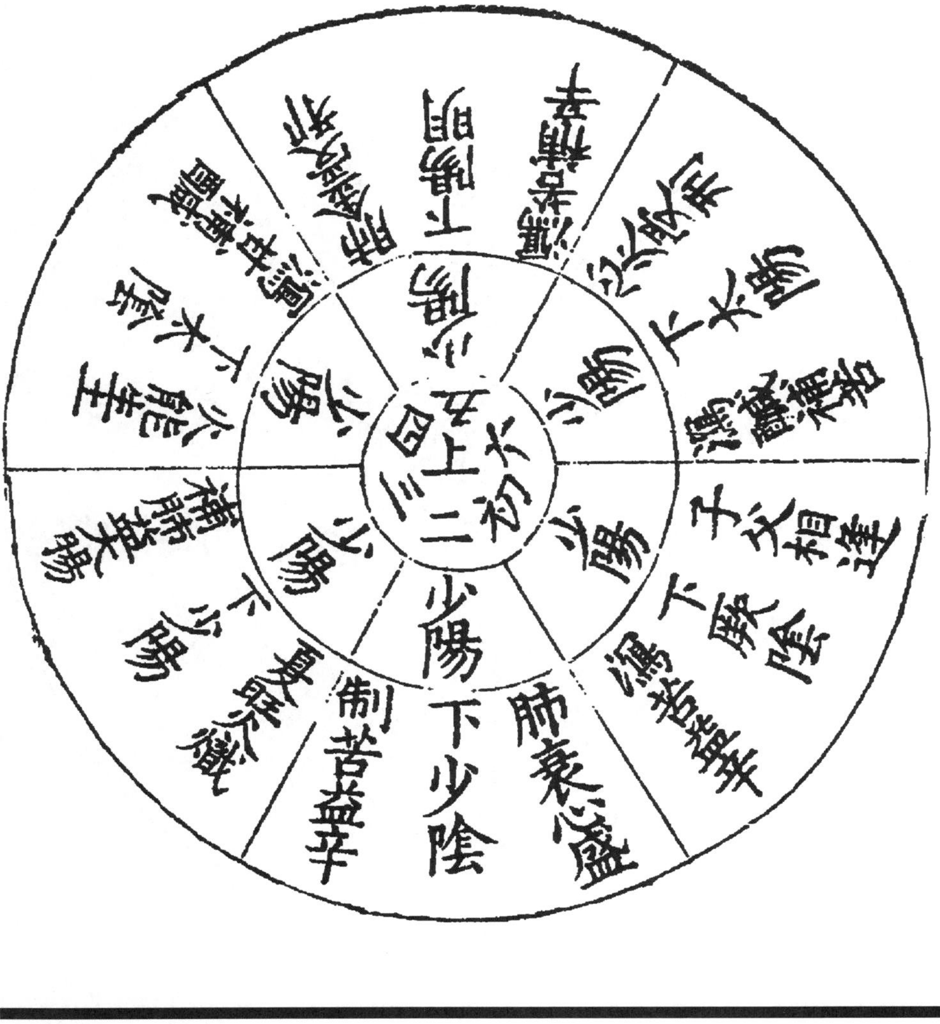

太陰上下加臨補瀉病證之圖

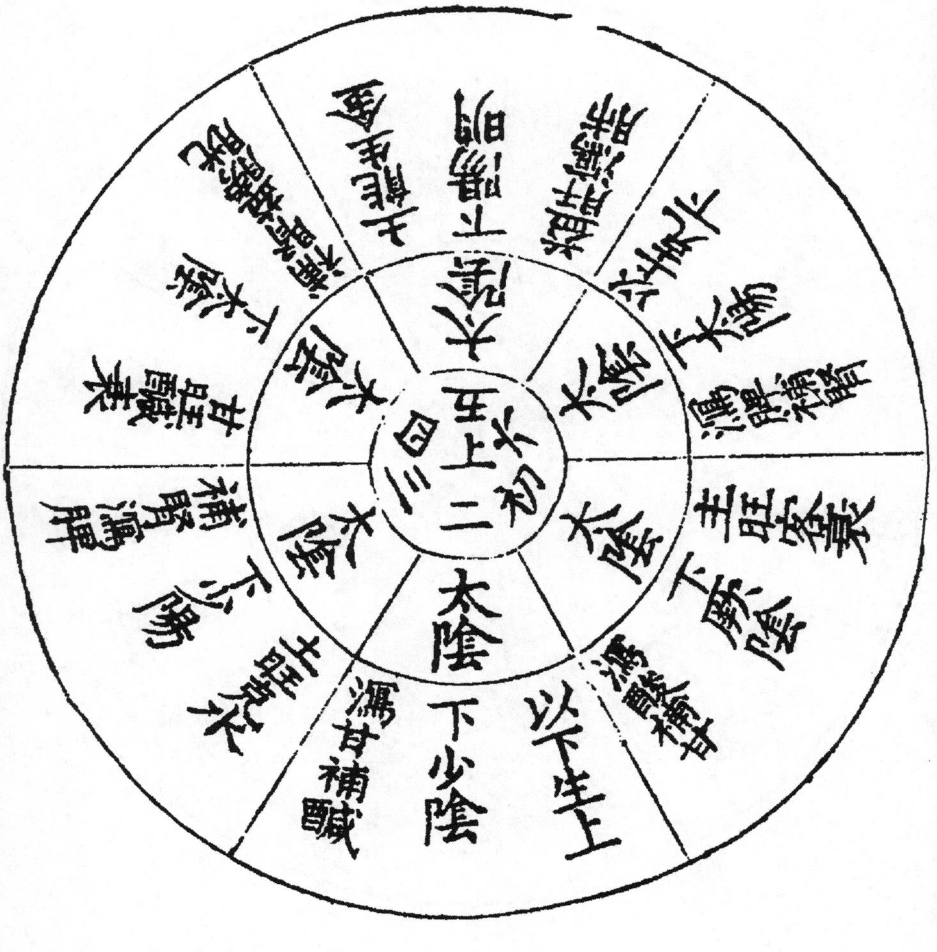

少陰上下加臨補瀉病證之圖

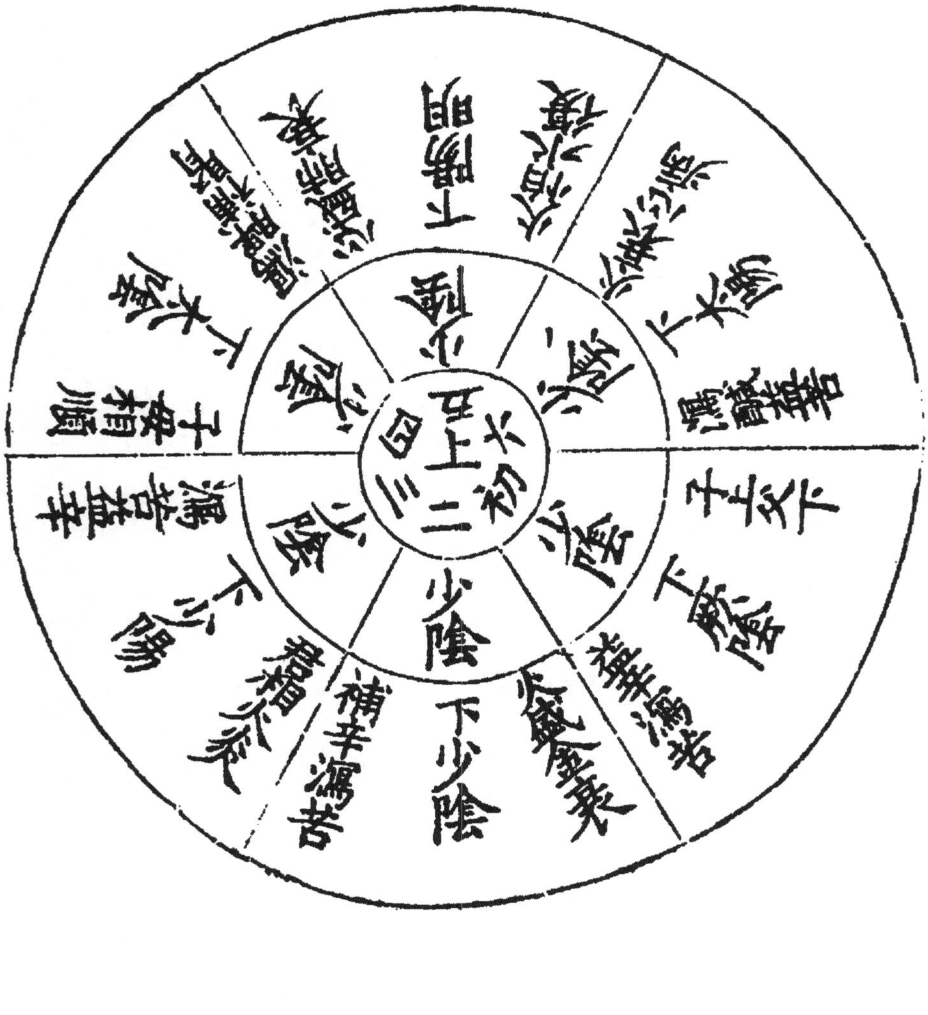

厥陰上下加臨補瀉病證之圖

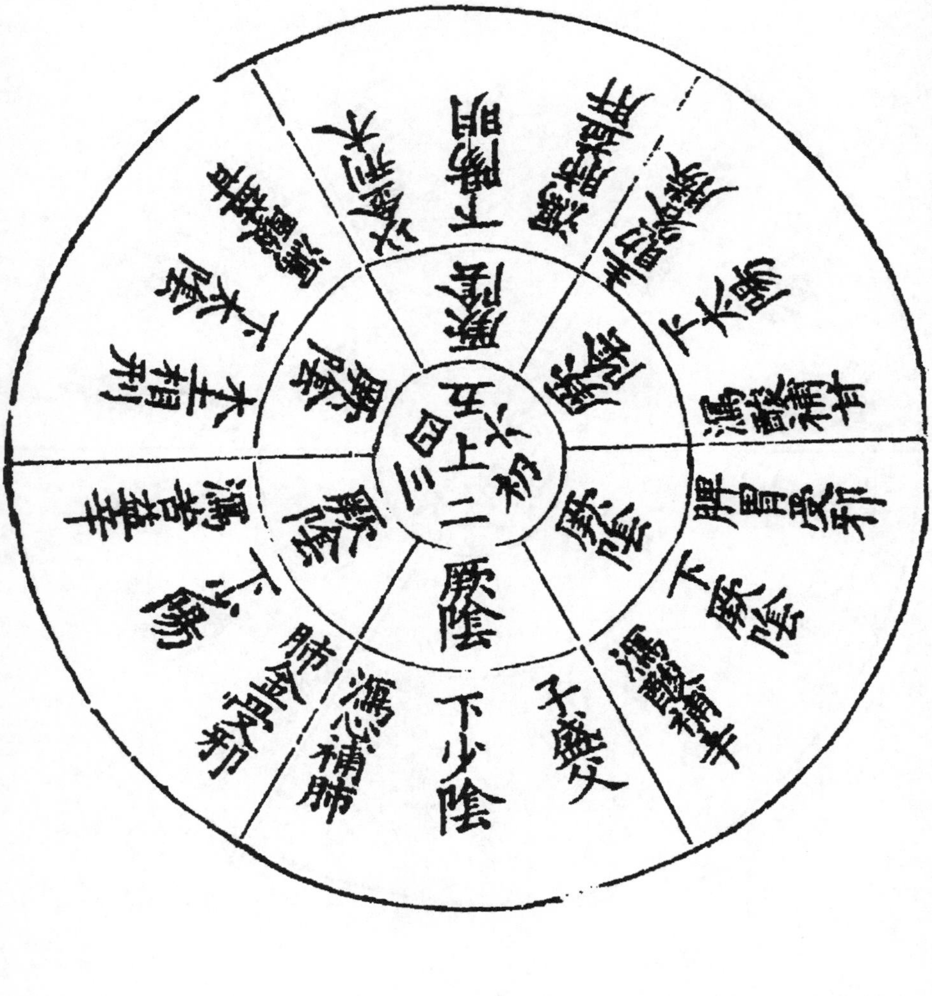

五運六氣主病加臨轉移之圖

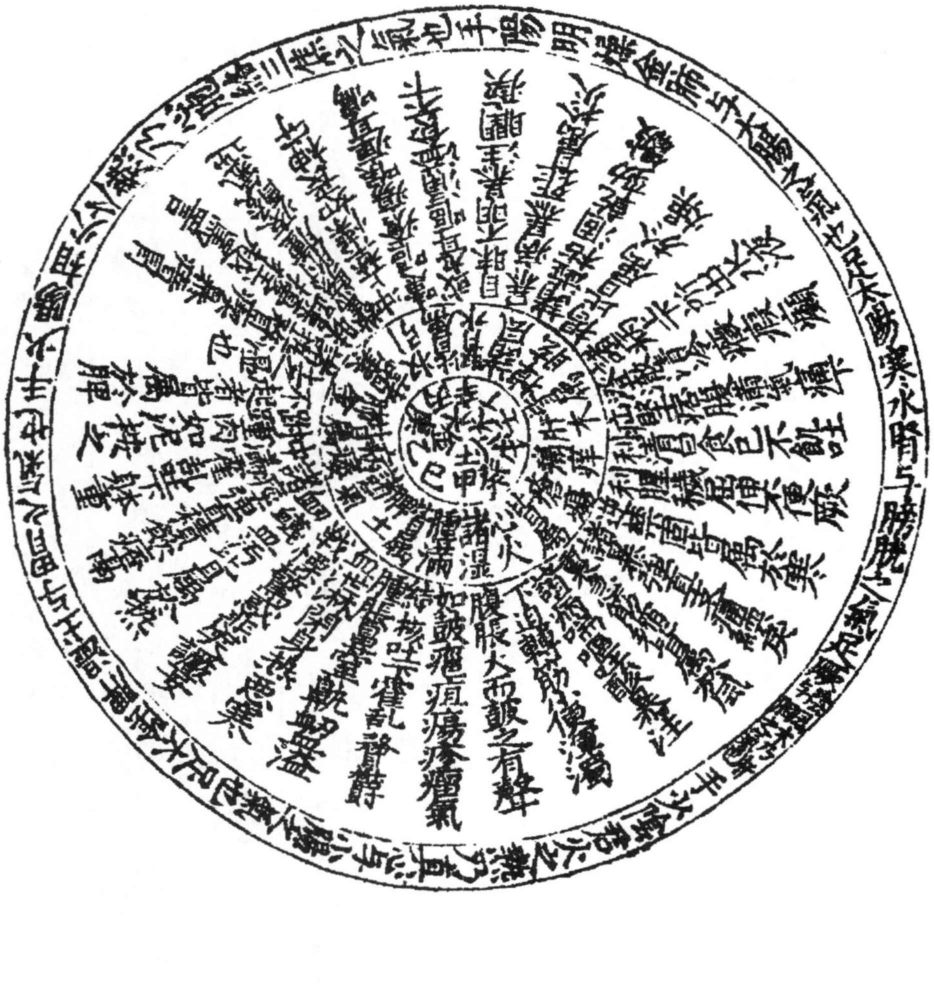

夫五運六氣主病陰陽虛實。無越此圖。經曰。上。天也。下。地也。周天。謂天周也。五行之位。天垂六氣。地布五行。天順地而左回。地承天而東轉。木運之後。天氣常餘。餘氣不加。君火却退一步。加臨相火之上。是以每五歲已退一位而右遷。故曰左右周天。餘而復會。會。遇也。言天地之道。常五歲畢。則以餘氣還加。復與五行座位再相會合而為歲法也。周天。謂天周地位。非周天之六氣也。經曰加臨。法曰。先立其年。以知其氣左右應見。然後乃言生死也。

運氣圖解

經曰。天地之氣。勝復之作。不形於診也。言平氣及勝復皆以形證觀察。不以診知也。脉法曰。天地之變。無以脉診。此之謂也。又曰。隨氣所在。期於左右。於左右尺寸四部分位察之。以知應與不應。過與不過也。從其氣則和。違其氣則病。謂當沉浮濇鉤弦大之類。而不應。蓋至而和則平。至而甚則病。至而反則病。至而不至者病。未至而至者病。陰陽易者危。不當其位者病。見於他位也。迭移其位者病。謂左見右脉。右見左脉。氣差錯故爾。失守其位者危。已見於他部。本宮見賊殺之氣。故病危。尺寸反者死。子午卯酉四歲有之。反。謂歲當陰在寸。而脉反見於尺。歲當陽在尺。而脉反見於寸。尺寸俱見乃為反也。若尺獨然。或寸獨然。是不應氣。非反也。陰陽交者死。寅申巳亥丑未辰戌入年有之。交。謂歲當陰在右。脉反見左。歲當陽在左。脉反見右。左右交見。是謂交。若左獨然。或右獨然。是不應氣。非交也。先立其年。以知其氣左右應見。然後乃可以言生死之逆順也。凡三陰司天在泉。上下南北二政。或左或右。兩手寸尺不相應。皆為脉沉下者。仰手而沉。覆手則沉為浮。細為大者也。若不明此法。如過淵海問津。豈不愚乎。區區白首不能曉明也。况因旬月邪。僕忝留入式之法。加臨五運六氣。三陰三陽標本。南北之政。司天在泉。主病立成圖局。易曉其義。又何不違於聖意哉。

釋運氣加臨民病吉凶圖

金見丁辛火乙丁　丙巳木水乙巳并
戊壬土水火丙巳　水木元來號甲丁
土水甲巳從來道　金土丁壬汗似蒸
木土丙辛之日差　火金乙巳汗如傾
水金甲戊言交汗　木火乙戊不差争
土火乙庚疾大減　金木安康在丙庚
金燥水寒中土濕　木風火熱氣和清
此是加臨安愈訣　莫與迷人取次輕

汗差棺墓總括歌

木土棺臨墓上知　死臨墓下土金歸

二木棺中無氣止　金水屍中有命隨
火水氣前逢命者　金火屍中有氣微
木火棺中生有氣　屍臨棺下木金危
水火命前逢氣可　土木逢之不可推
墓臨棺上多應死　屍臨棺下救應遲
金土屍來臨墓上　病人危困不須疑
屍向棺頭金木立　患家猶是好求醫

夫運氣陰陽者。各有上下相得不得。乃可從天令乎。於是立此圖局。細述在前。布分十二經。令配合五運六氣。虛實盛衰。或逆或順。相生不和。自知民病吉凶各有所歸。對六十首圖。周而復始。各隨氣運中明解利安愈凶兆。并生數相假。定其徵驗也。且如二木者丙巳火者乙丁土者戊壬金者丁辛二水者乙巳蓋以土無成數。惟九宮為準。其餘氣運並化。總不離十干。從甲至癸內藏九日。明矣。

運氣加臨汗差手經指掌之圖

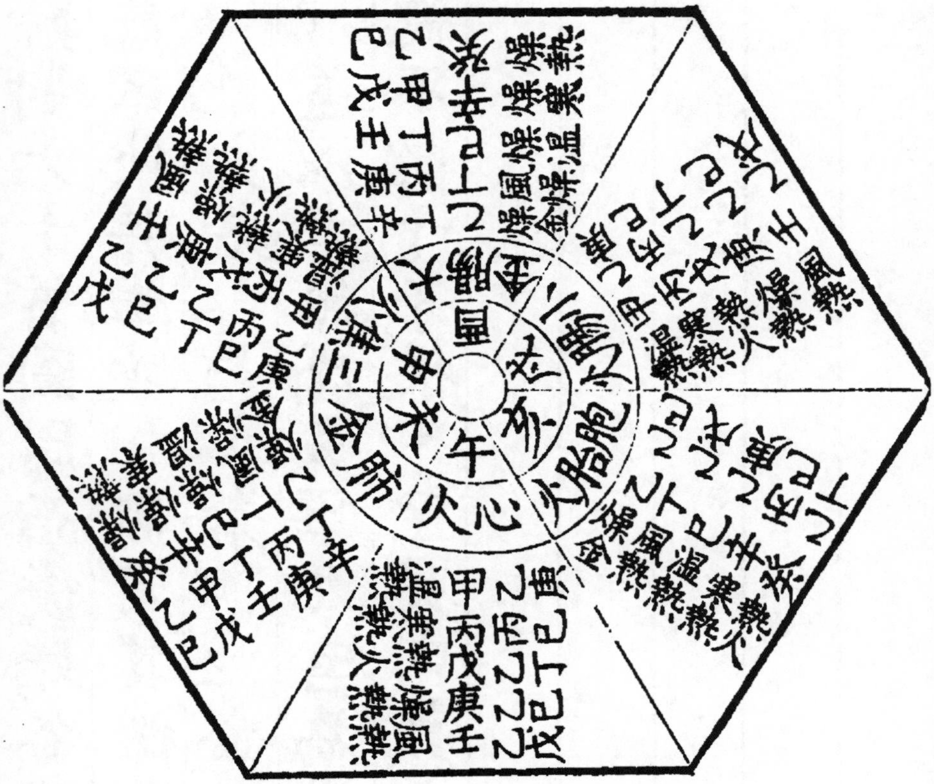

運氣加臨汗差足經指掌之圖

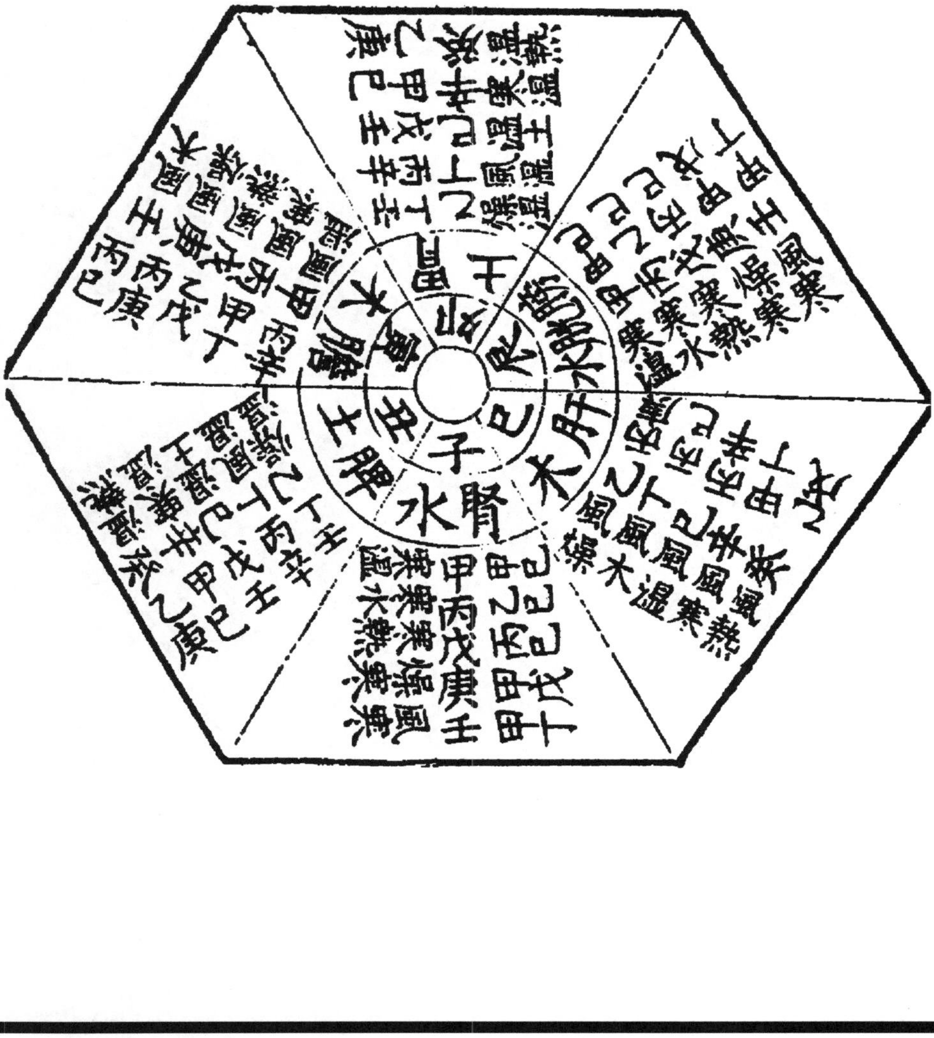

運氣加臨棺墓手經指掌之圖

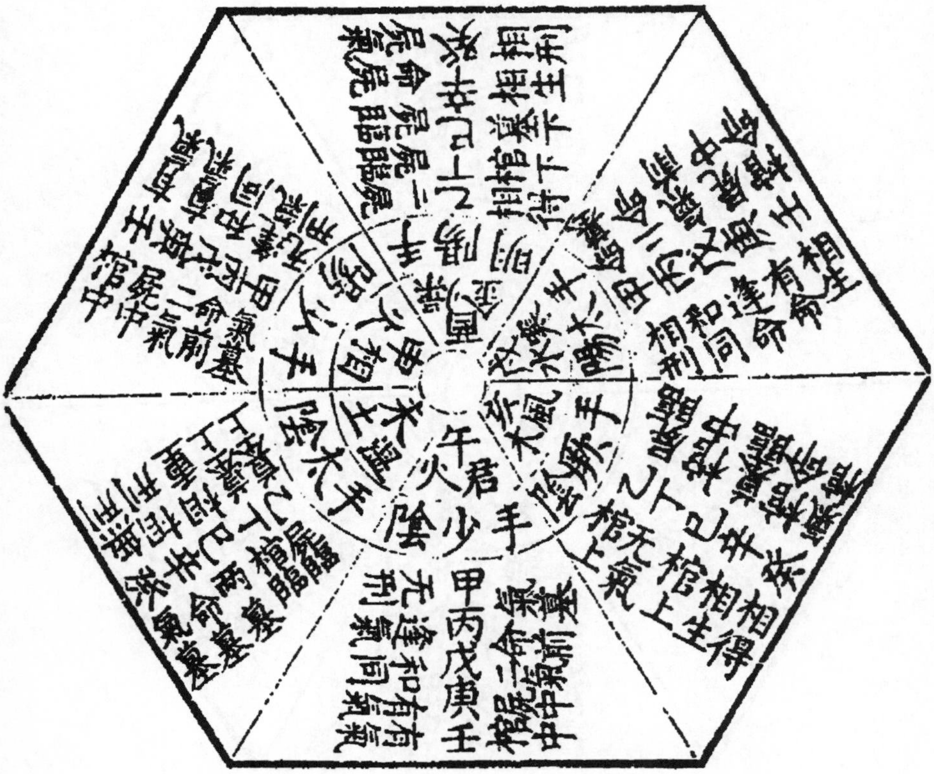

運氣加臨棺墓足經指掌之圖

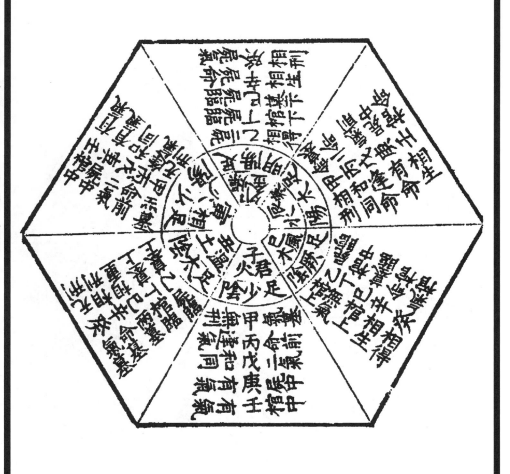

運氣加臨脉候寸尺不應之圖

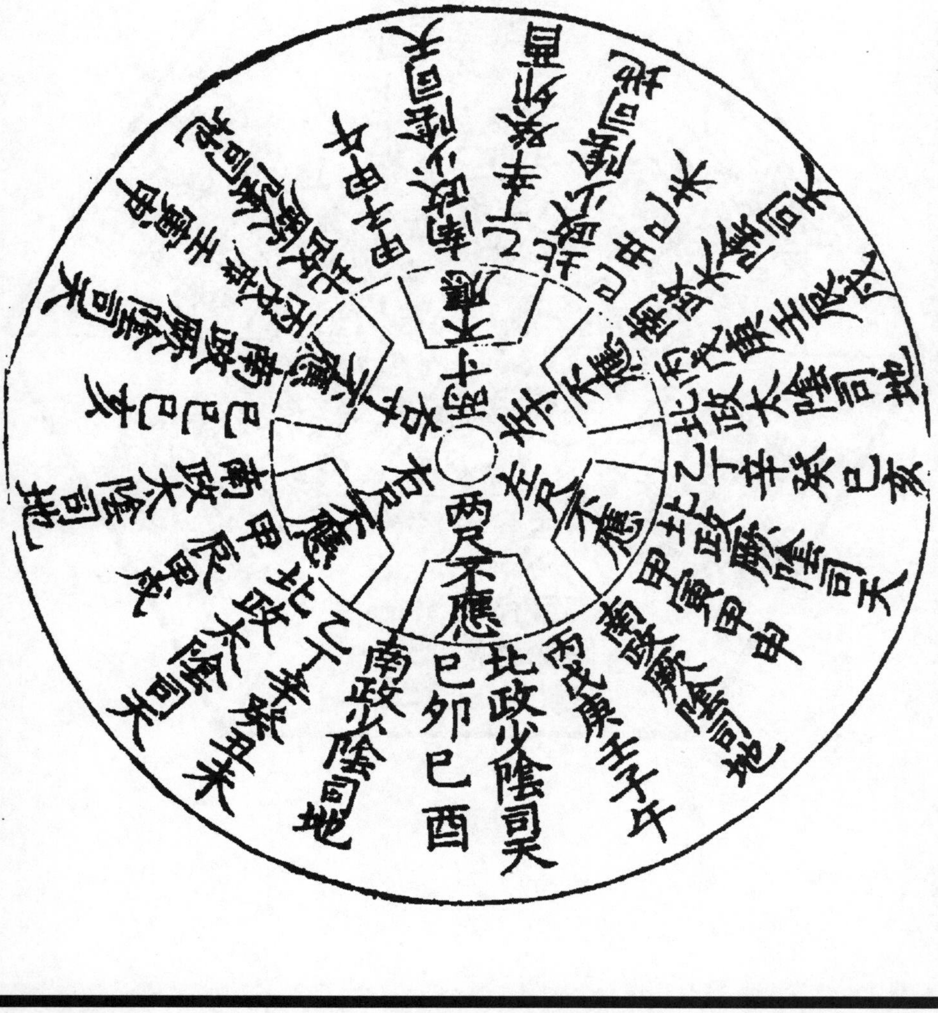

註解傷寒論卷第一　　仲景全書第十一

漢　長沙守　張仲景　述
晉　太醫令　王叔和　撰次
宋　聊攝人　成無巳　註觧
明　虞山人　趙開美　校正

辨脉法第一

問曰。脉有陰陽者。何謂也。荅曰。凡脉大浮數動滑。此名陽也。脉沉濇弱弦微。此名陰也。凡陰病見陽脉者生。陽病見陰脉者死。內經曰。微妙在脉。不可不察。察之有紀。從陰陽始。始之有經。從五行生。茲首論脉之陰陽者。以脉從陰陽始故也。陽脉有五。陰脉有五。以脉從五行生故也。陽道常饒。大浮數動滑五者。比之平脉也有餘。故謂之陽。陰道常乏。沉濇弱弦微五者。比之平脉也不及。故謂之陰。傷寒之為病。邪在表。則見陽脉。邪在裏。則見陰脉。陰病見陽脉而主生者。則邪氣自裏之表。欲汗而解也。如厥陰中風。脉微浮為欲愈。不浮為未愈者是也。陽病見陰脉而主死者。則邪氣自表入裏。正虛邪勝。如譫言妄語。脉沉細者死是也。金匱要畧曰。諸病在外者可治。入裏者即死。此之謂也。

問曰。脉有陽結陰結者。何以別之。荅曰。其脉浮而數。能食。不大便者。此為實。名曰陽結也。期十七日當劇。其脉沉而遲。不能食。身體重。大便反鞕。名曰陰結也。期十四日當劇。

結者。氣偏結固。陰陽之氣不得而雜之。陰中有陽。陽中有陰。陰陽相雜以為和。不相雜以為結。浮數陽脉也。能食而不大便。裏實也。為陽氣結固。陰不得而雜之。是名陽結。沉遲陰脉也。不能食。身體重。陰病也。陰病見陰脉。則當下利令大便鞕者。為陰氣結固。陽不得而雜之。是名陰結。論其數者。傷寒之病。一日太陽。二日陽明。三日少陽。四日太陰。五日少陰。六日厥陰。至六日為傳經盡。七日當愈。七日不愈者。謂之再經。言再經者。再自太陽而傳至十二日。再至厥陰為傳經盡。十三日當愈。十三日不愈者。謂之過經。言再過太陽之經。亦以次而傳之也。陽結為火。至十七日傳少陰水。水能制火。火邪解散則愈。陰結屬水。至十四日傳陽明土。土能制水。水邪解散則愈。彼邪氣結甚。水又不能制火。土又不能制水。故當劇。內經曰。一候後則病。二候後則病甚。三候後則病危也。問曰。病有洒淅惡寒而復發熱者何。答曰。陰脉不足。陽往從之。陽脉不足。陰往乘之。曰。何謂陽不足。答曰。假令寸口脉微。名曰陽不足。陰氣上入陽中。則洒淅惡寒也。曰。何謂陰不足。答曰。假令尺脉弱。名曰陰不足。陽氣下陷入陰中則發熱也。一陰一陽謂之道，偏陰偏陽謂之疾。陰偏不足，則陽得而從之；陽偏不足，則陰得而乘之。陽不足，則陰氣上入陽中，為惡寒者，陰勝則寒矣；陰不足，陽氣下陷入陰中，為發熱者，陽勝則熱矣。陽脉浮，陰脉弱者，則血虛，血虛則筋急也。陽為氣，陰為血。陽脉浮者，衛氣強也；陰脉弱者，榮血弱也。難經曰：氣主呴之，血主濡之。血虛則不能濡潤筋絡，故筋急也。其脉沉者，榮氣微也。內經云：脉者，血之府也。脉實則血實，脉虛則血虛，此其常也。脉沉者，知榮血內微也。其脉浮而汗出如流珠者，衛氣衰也。鍼經云：衛氣者，所以溫分肉，充皮毛，肥腠理，司開闔者也。脉浮汗出如流珠者，腠理不密，開闔不司，為衛氣外衰也。浮主候衛，沉主候榮，以浮沉別榮衛之衰微，理固然矣。然而衰甚於微，所以於榮言微，而衛言衰者，以其汗出如流珠，為陽氣外絕，所以衛病甚於榮也。榮氣微者，加燒針則血流不行，更發熱而躁煩也。衛陽也。榮。陰也。燒針益陽而損陰。榮氣微者。謂陰虛也。內經曰。陰虛而內熱。方其內熱。又加燒針以補陽。不惟兩熱相合。而榮血不行。必更外發熱而內躁煩也。

脉藹藹如車蓋者。名曰陽結也。藹藹如車蓋者。大而厭厭聶聶也。為陽氣鬱結於外。不與陰氣和雜也。

脉纍纍如循長竿者。名曰陰結也。纍纍如循長竿者。連連而強直也。為陰氣鬱結於內。不與陽氣和雜也。

脉瞥瞥如羹上肥者。陽氣微也。輕浮而主微也。

脉縈縈如蜘蛛絲者。陽氣衰也。縈縈滯也。若縈縈惹惹之不利也。如蜘蛛絲者。至細也。微為陽微。細為陽衰。脉要曰。微為氣痞。是未至於衰。內經曰。細則氣少。以至細為陽衰宜矣。

脉綿綿如瀉漆之絕者。亡其血也。綿綿者連綿而軟也。如瀉漆之絕者。前大而後細也。正理論曰。天樞開發。精移氣變。陰陽交會。胃和脉生。脉復生也。陽氣先至。陰氣後至。則脉前為陽氣。後為陰氣。脉來前大後細。為陽氣有餘。而陰氣不足。

是知亡血。脈来緩，時一止復来者，名曰結。脈來數，時一止復來者，名曰促。脈陽盛則促，陰盛則結，此皆病脈。脈一息四至曰平，一息三至曰遲，小駃於遲曰緩。一息六至曰數。時有一止者，陰陽之氣不得相續也。陽行也速，陰行也緩。緩以候陰，若陰氣勝而陽不能相續，則脈來緩而時一止；數以候陽，若陽氣勝而陰不能相續，則脈來數而時一止。傷寒有結代之脈，動而中止，不能自還為死脈。此結促之脈，止是陰陽偏勝而時有一止，即非脫絶而止云。此皆病脈。

陰陽相搏，名曰動。陽動則汗出，陰動則發熱，形冷惡寒者，此三焦傷也。動為陰陽相搏，方其陰陽相搏而虛者，則動。陽動為陽虛，故汗出；陰動為陰虛，故發熱也。如不汗出發熱，而反形冷惡寒者，三焦傷也。三焦者，原氣之別使，主行氣於陽。三焦既傷，則陽氣不通而微，致身冷而惡寒也。金匱要畧曰：陽氣不通即身冷。經曰：陽微則惡寒。

若數脈見于

關上。上下無頭尾。如豆大。厥厥動搖者。名曰動也。脉經云。陽出陰入。以關為界。關為陰陽之中也。若數脉見於關上。上下無頭尾。如豆大。厥厥動搖者。是陰陽之氣相搏也。故名曰動。

陽脉浮大而濡。陰脉浮大而濡。陰脉與陽脉同等者。名曰緩也。陽脉。寸口也。陰脉。尺中也。上下同等。無有偏勝者。是陰陽之氣和緩也。非若遲緩之有邪也。陰陽偏勝者。為結為促。陰陽相搏者。為動。陰陽氣和者。為緩。學者不可不知也。

脉浮而緊者。名曰弦也。弦者狀如弓弦。按之不移也。脉緊者。如轉索無常也。脉經云。弦與緊相類。以弦為虛。故雖緊如弦。而按之不移。不移則不足也。經曰。弦則為減。以緊為實。是切之如轉索無常而不散。金匱要畧曰。脉緊如轉索無常者。有宿食也。

脉弦而大。弦則為減。大則為芤。減則為寒。芤則為虛。寒虛相搏。此名為革。婦人則半產漏下。男子則亡血失精。弦則為減。減則為寒。寒者。謂陽氣少也。大則為芤。芤則為虛。虛者。謂血少不足也。所謂革者。言其既寒且虛。則氣血改革。不循常度。男子得之。為真陽減而不能內固。故主亡血失精。婦人得之。為陰血虛而不能滋養。故主半產漏下。

問曰。病有戰而汗出。因得解者。何也。答曰。脉浮而緊。按之反芤。此為本虛。故當戰而汗出也。其人本虛。是以發戰。以脉浮。故當汗出而解也。浮為陽。緊為陰。芤為虛。陰陽爭則戰。邪氣將出。邪與正爭。其人本虛。是以發戰。正氣勝則戰。戰已復發熱。而大汗解也。

若脉浮而數。按之不芤。此人本不虛。若欲自解。但汗出耳。不發戰也。浮數。陽也。本實陽勝。邪不能與正爭。故不發戰也。

問曰。病有不戰而汗出解者。何也。答曰。脉大而浮數故知不戰汗出而解也。陽勝則熱。陰勝則寒、陰陽爭則戰。脉大而浮數皆陽也。陽氣全勝。陰無所爭。何戰之有。

問曰。病有不戰不汗出而解者。何也。答曰。其脉自微。此以曾經發汗。若吐。若下。若亡血。以內無津液。此陰陽自和。必自愈。故不戰不汗出而解也。脉微者。邪氣微也。邪氣已微。正氣又弱。脉所以微。既經發汗吐下亡陽亡血。內無津液。則不能作汗。得陰陽氣和而自愈也。

問曰。傷寒三日。脉浮數而微。病人身凉和者。何也。答曰。此為欲解也。解以夜半。脉浮而解者。濈然汗出也。脉數而解者。必能食也。脉微而解者。必大汗出也。傷寒三日。陽去入陰之時。病人身熱。脉浮數而大。邪氣傳也。若身凉和。脉浮數而微者。則邪氣不傳而欲解也。解以夜半者。陽生於子也。脉浮。主濈然汗出而解者。邪從外散也。脉數。主能食而解者。胃氣和也。脉微。主大汗出而解者。邪氣微也。

問曰。病脉欲知愈未愈者。何以別之。答曰。寸口關上尺中三處。大小浮沉遲數同等。雖有寒熱不解者。此脉陰陽為和平。雖劇當愈。三部脉均等。即正氣已和。雖有餘邪。何害之有。

立夏得洪大脉。是其本位。其人病身體苦疼重者。須發其汗。若明日身不疼不重者。不須發汗。若汗濈濈自出者。明日便解矣。何以言之。立夏得洪大脉。是其時脉。故使然也。四時倣此。脉來應時。為正氣內固。雖外感邪氣。但微自汗出而亦解耳。內經曰。脉得四時之順者。病無他。

問曰。凡病欲知何時得。何時愈。答曰。假令夜半得病。明日日中愈。日中得病。夜半愈。何以言之。日中得病。夜半愈者。以陽得陰則解也。夜半得病。明日日中愈者。以陰得陽則解也。日中得病者。陽受之。夜半得病者。陰受之。陽不和。得陰則和。是解以夜半。陰不和。得陽則和。是解以日中。經曰。用陽和陰。用陰和陽。寸口脉浮為在表。沉為在裏。數為在府。遲為在藏。假令脉遲。此為在藏也。經曰。諸陽浮數為乘府。諸陰遲濇為乘藏。趺陽脉浮而濇。少陰脉如經也。其病在脾。法當下利。何以知之。若脉浮大者。氣實血虛也。今趺陽脉浮而濇。故知脾氣不足。胃氣虛也。以少陰脉弦而浮纔見。此為調脉。故稱如經也。若反滑而數者。故知當屎膿也。趺陽者。胃之脉。診得浮而濇者。脾胃不足也。浮者。以為氣實。濇者。以為血虛者。此非也。經曰。脉浮而大。浮為氣實大為血虛。若脉浮大。當為氣實血虛。今趺陽脉浮而濇。浮則胃虛。濇則脾寒。脾胃虛寒。則穀不消而水不別。法當下利。少陰。腎脉也。腎為肺之子。為肝之母。浮為肺脉。弦為肝脉。少陰脉弦而浮。為子母相生。故云調脉。若滑而數者。則客熱在下焦。使血流腐而為膿。故屎膿也。

寸口脉浮而緊。浮則為風。緊則為寒。風則傷衛。寒則傷榮。榮衛俱病。骨節煩疼。當發其汗也。

脉經云。風傷陽。寒傷陰。衛為陽。榮為陰。風為陽。寒為陰。各從其類而傷也。易曰。水流濕火就燥者。是矣。衛得風則熱。榮得寒則痛。榮衛俱病。故致骨節煩疼。當與麻黄湯發汗則愈。

趺陽脉遲而緩。胃氣如經也。

趺陽脉浮而數。浮則傷胃。數則動脾。此非本病。醫特下之所為也。榮衛內陷。其數先微。脉反但浮。其人必大便鞕。氣噫而除。何以言之。本以數脈動脾。其數先微。故知脾氣不治。大便鞕。氣噫而除。今脈反浮。其數改微。邪氣獨留。心中則饑。邪熱不殺穀。潮熱發渴。數脈當遲緩。脈因前後度數如法。病者則饑。數脈不時。則生惡瘡也。經。常也。趺陽之脈。以候脾胃。故遲緩之脈為常。若脈浮數。則為醫妄下。傷胃動脾。邪氣乘虛内陷也。邪在表則見陽脈。邪在裏則見陰脈。邪在表之時。脈浮而數也。因下裏虛。榮衛内陷。邪客於脾。以數則動脾。今數先微。則是脾邪先陷於裏也。胃虛脾熱。津液乾少。大便必鞕。鍼經曰。脾病善噫。得後出餘氣。則快然而衰。今脾客邪熱。故氣噫而除。脾能磨消水穀。今邪氣獨留於脾。脾氣不治。心中雖飢。而不能殺穀也。脾主為胃行其津液。脾為熱爍。故潮熱而發渴也。趺陽之脈。本遲而緩。因下之後。變浮為數。榮衛内陷。數復改微。是脈因前後度数如法。邪熱內陷於脾。而心中善飢也。数脉不時者。爲数當改微。而復不微。如此。則是邪氣不傳於裏。但欝於榮衛之中。必出自肌皮。為惡瘡也。師曰。病人脉微而濇者。此為醫所病也。大發其汗。又數大下之。其人亡血。病當惡寒。後乃發熱。無休止。時夏月盛熱。欲着複衣。冬月盛寒。欲裸其身。所以然者。陽微則惡寒。陰弱則發熱。此醫發其汗。令陽氣微。又大下之。令陰氣弱。五月之時。陽氣在表。胃中虛冷。以陽氣內微。不能勝冷。故欲着複衣。十一月之時。陽氣在裏。胃中煩熱。以陰氣內弱。不能勝熱。故欲裸其身。又陰脉遲濇。故知血亡也。微為亡陽。濇則無血。不當汗而強與汗之者。令陽氣微。陰氣上入陽中。則惡寒。故曰陽微則惡寒。不當下而強與下之者。令陰氣弱。陽氣下陷入陰中。則發熱。故曰陰弱則發熱。氣為陽。血為陰。陽脉以候氣。陰脉以候血。陰脉遲濇為榮血不足。故知亡血。經曰。尺脉遲者。不可發汗。以榮氣不足。血少故也。

脉浮而大。心下反鞕。有熱。屬藏者。攻之。不令發汗。浮大之脉。當責邪在表。若心下反鞕者。則熱已甚而內結也。有熱屬藏者。為別無虛寒。而但見裏熱也。藏屬陰。為悉在裏。故可下之。攻之。謂下之也。不可謂脉浮大。更與發汗。病源曰。熱毒氣乘心。心下痞滿。此為有實。宜速下之。**屬府者。不令溲數。溲數則大便鞕。汗多則熱愈。汗少則便難。脉遲尚未可攻。**雖心下鞕。若餘無裏證。但見表證者。為病在陽。謂之屬府。當先解表。然後攻痞。溲。小便也。勿為飲結而利小便。使其溲數。大便必鞕也。經曰。小便數者。大便必鞕。謂走其津液也。汗多。則邪氣除而熱愈。汗少。則邪熱不盡。又走其津液。必便難也。鞕家當下。設脉遲。則未可攻。以遲為不足，即囊氣未實故也。

脉浮而洪，身汗如油，喘而不休，水漿不下，體形不仁，乍靜乍亂，此為命絕也。病有不可治者，為邪氣勝於正氣也。內經曰：大則邪至。又曰：大則病進。脉浮而洪者，邪氣勝也。身汗如油，喘而不休者，正氣脫也。四時以胃氣為本。水漿不下者，胃氣盡也。一身以榮衛為充。形體不仁者，榮衛絕也。不仁為痛痒俱不知也。針經曰：榮衛不行，故為不仁。爭則亂，安則靜。乍靜乍亂者，正與邪爭。正負邪勝也。正氣已脫，胃氣又盡，榮衛俱絕，邪氣獨勝，故曰命絕也。

又未知何藏先受其災。若汗出髮潤，喘不休者，此為肺先絕也。肺為氣之主，為津液之帥。汗出髮潤者，津脫也。喘不休者，氣脫也。

陽反獨留，形體如煙熏，直視搖頭者，此心絕也。肺主氣，心主血。氣為陽，血為陰。陽反獨留者，則為身體大熱。是血先絕，而氣獨在也。形體如煙熏者，為身無精華，是血絕不榮于身也。心脉俠咽系目，直視者心經絶也。頭為諸陽之會。揺頭者。陰絶而陽無根也。脣吻反青。四肢漐習者。此為肝絶也。脣吻者。脾之候。肝色青。肝絶。則真色見于所勝之部也。四肢者。脾所主。肝主筋。肝絶。則筋脉引急。發于所勝之分也。漐習者。為振動若搐搦。手足時時引縮也。環口黧黒。柔汗發黄者。此為脾絶也。脾主口脣。絶則精華去。故環口黧黒。柔為陰。柔汗冷汗也。脾胃為津液之本。陽氣之宗。柔汗發黄者。脾絶而陽脫。真色見也。溲便遺失。狂言。目反直視者。此為腎絶也。腎司開闔。禁固便溺。溲便遺失者。腎絶不能約制也。腎藏志。狂言者。志不守也。內經曰。狂言者是失志矣。失志者死。鍼經曰。五藏之精氣。皆上注于目。骨之精為瞳子。目反直視者。腎絶。則骨之精。不榮于瞳子。而瞳子不轉也。又未知何藏陰陽前絶。若陽氣前絶。陰氣後竭者。其人死。身色必青。陰氣前絶。陽氣後竭者。其人死。身色必赤。腋下溫，心下熱也。陽主熱而色赤，陰主寒而色青。其人死也，身色青，則陰未離乎體，故曰陰氣後竭；身色赤，腋下溫，心下熱，則陽未離乎體，故曰陽氣後竭。鍼經曰：人有兩死而無兩生。此之謂也。

寸口脈浮大，而醫反下之，此為大逆。浮則無血，大則為寒，寒氣相搏，則為腸鳴。醫乃不知，而反飲冷水，令汗大出，水得寒氣，冷必相搏，其人即䭇。經云：脈浮大，應發汗，若反下之，為大逆。浮大之脈，邪在表也，當發其汗，若反下之，是攻其正氣，邪氣得以深入，故為大逆。浮則無血者，下後亡血也。大則為寒者，邪氣獨在也。寒邪因裏虛而入，寒氣相搏，乃為腸鳴。醫見脈大，以為有熱，飲以冷水，欲令水寒勝熱而作大汗。裏先虛寒，又得冷水，水寒相搏，使中焦之氣濇滯，故令䭇也。

趺陽脈浮，浮則為虛，浮虛相搏，故令氣䭇，言胃氣虛竭也。脈滑則為噦。此為醫咎。責虛取實。守空迫血。脉浮。鼻中燥者。必衂也。趺陽脉浮為䭇。脉滑為噦。皆醫之咎。責虛取實之過也。內經曰。陰在內。陽之守也。陽在外。陰之使也。發汗攻陽。亡津液而陽氣不足者。謂之守空。經曰。表氣微虛。裹氣不守。故使邪中于陰也。陰不為陽守。邪氣因得而入之內。搏陰血。陰失所守。血乃妄行。未知從何道而出。若脉浮。鼻燥者。知血必從鼻中出也。

諸脉浮數。當發熱而洒淅惡寒。若有痛處。飲食如常者。畜積有膿也。浮數之脉。主邪在經。當發熱而洒淅惡寒。病人一身盡痛。不欲飲食者。傷寒也。若雖發熱惡寒。而痛偏着一處。飲食如常者。即非傷寒。是邪氣鬱結于經絡之間。血氣壅遏不通。欲畜聚而成癰膿也。

脉浮而遲。面熱赤而戰惕者。六七日當汗出而解。反發熱者差遲。遲為無陽。不能作汗。其身必痒也。脉浮面熱赤者。邪氣外浮于表也。脉遲戰惕者本氣不足也。六七日為邪傳經盡。當汗出而解之時。若當汗不汗。反發熱者。為裹虛。津液不多。不能作汗。既不汗。邪無從出。是以差遲。發熱為邪氣浮於皮膚。必作身痒也。經曰。以其不能得小汗出。故其身必痒也。

寸口脉陰陽俱緊者。法當清邪中於上焦。濁邪中於下焦。清邪中上。名曰潔也。濁邪中下。名曰渾也。陰中於邪。必內慄也。表氣微虛。裹氣不守。故使邪中于陰也。陽中於邪。必發熱。頭痛。項強。頸攣。腰痛。脛酸。所謂陽中霧露之氣。故曰清邪中上。濁邪中下。陰氣為慄。足膝逆冷。便溺妄出。表氣微虛。裹氣微急。三焦相溷。內外不通。上焦拂鬱。藏氣相熏。口爛食斷也。中焦不治。胃氣上衝。脾氣不轉。

胃中為濁，榮衛不通，血凝不流。若衛氣前通者，小便赤黄，與熱相搏，因熱作使，遊於經絡，出入藏府。熱氣所過，則為癰膿。若陰氣前通者，陽氣厥微，陰無所使，客氣内入，嚔而出之，聲嗢咽塞，寒厥相逐，為熱所擁，血凝自下，狀如豚肝。陰陽俱厥，脾氣孤弱，五液注下，下焦不闔，清便下重，令便數難，臍築湫痛，命將難全。浮為陽，沉為陰。陽脉緊，則霧露之氣中于上焦；陰脉緊，則寒邪中于下焦。上焦者，太陽也；下焦者，少陰也。發熱頭痛，項強頸攣，腰疼脛酸者，霧露之氣中于太陽之經也。濁邪中下，陰氣為慄，足脛逆冷，便溺妄出者，寒邪中于少陰也。因表氣微虚，邪入而客之，又裏氣不守，邪乘裏弱，遂中于陰，陰氣遇邪，内為懼慄，致氣微急矣。内經曰：陽病者，上行極而下；陰病者，下行極而上。此上焦之邪甚。則下干中焦。下焦之邪甚。則上干中焦。由是三焦溷亂也。三焦主持諸氣。三焦既相溷亂。則內外之氣俱不得通。膻中為陽氣之海。氣因不得通于內外。怫鬱于上焦而為熱。與藏相熏。口爛食斷。內經曰。膈熱不便。上為口糜。中焦為上下二焦之邪溷亂。則不得平治。中焦在胃之中。中焦失治。胃氣因上衝也。脾。坤也。坤助胃氣磨消水穀。脾氣不轉。則胃中水穀不得磨消。故胃中濁也。金匱要畧曰。穀氣不消。胃中苦濁。榮者。水穀之精氣也。衛者。水穀之悍氣也。氣不能布散。致榮衛不通。血凝不流。衛氣者。陽氣也。榮者。陰氣也。陽主為熱。陰主為寒。衛氣前通者。陽氣先通而熱氣得行也。內經曰。膀胱者。津液藏焉。化則能出。以小便赤黄。知衛氣前通也。熱氣與衛氣相搏而行。出入藏府。遊于經絡。經絡客熱。則血凝肉腐而為癰膿。此見其熱氣得行。若陰氣前通者。則不然。陽在外為陰之使。因陽氣厥微。陰無所使。遂陰氣前通也。內經曰。陽氣者。衛外而為固也。陽氣厥微。則不能衛外。寒氣因而客之。鼻者。肺之候。肺主聲。寒氣內入者。客于肺經。則嚏而出之。聲嗢咽塞。寒者。外邪也。内者。内邪也。外内之邪合併。相逐為熱。則血凝不流。今為熱所擁。使血凝自下。如豚肝也。上焦陽氣厥。下焦陰氣厥。二氣俱厥。不相順接。則脾氣獨弱。不能行化氣血。滋養五藏。致五藏俱虚。而五液注下。鍼經曰。五藏不和。使液溢而下流于陰。闔。合也。清。圊也。下焦氣脱而不合。故數便而下重。臍為生氣之原。臍築湫痛。則生氣欲絶。故曰命將難全。

脉陰陽俱緊者。口中氣出。唇口乾燥。踡卧足冷。鼻中涕出。舌上胎滑。勿妄治也。到七日已來。其人微發熱。手足温者。此為欲解。或到八日已上。反大發熱者。此為難治。設使惡寒者。必欲嘔也。腹内痛者。必欲利也。

脉陰陽俱緊。為表裏客寒。寒。為陰。得陽則解。口中氣出。唇口乾燥者。陽氣漸復。正氣方温也。雖尔。然而陰未盡散。踡卧足冷。鼻中涕出。舌上滑胎。知陰猶在也。方陰陽未分之時。不可妄治。以偏陰陽之氣。到七日已來。其人微發熱，手足温者，為陰氣已絶，陽氣得復，是為欲解。若過七日不解，到八日已上，反發大熱者，為陰極變熱，邪氣勝正，故云難治。陽脉緊者，寒邪發于上焦，上焦主外也。陰脉緊者，寒邪發于下焦，下焦主内也。設使惡寒者，上焦寒氣勝，是必欲嘔也。腹内痛者，下焦寒氣勝，是必欲利也。

脉陰陽俱緊，至於吐利，其脉獨不解，緊去入安，此為欲解。若脉遲至六七日不欲食，此為晚發，水停故也，為未解。食自可者，為欲解。

脉陰陽俱緊，為寒氣甚于上下，至于吐利之後，緊脉不罷者，為其脉獨不解。緊去，則入安，為欲解。若脉遲，至六七日不欲食者，為吐利後，脾胃大虚。内經曰：飲入于胃，游溢精氣，上輸于脾，脾氣散精，上歸于肺，通調水道，下輸膀胱，水精四布，五經並行。脾胃氣強，則能輸散水飲之氣；若脾胃氣虚，則水飲内停也。所謂晚發者，後來之疾也。若至六七日而欲食者，則脾胃已和，寒邪已散，故云欲解。

病六七日，手足三部脉皆至，

大煩。而口噤不能言。其人躁擾者。必欲解也。煩。熱也。傳經之時。病人身大煩。口噤不能言。內作躁擾。則陰陽爭勝。若手足三部脉皆至。為正氣勝。邪氣微。陽氣復。寒氣散。必欲解也。若脉和。其人大煩。目重。瞼內際黃者。此為欲解也。脉經曰。病人兩目皆有黃色起者。其病方愈。病以脉為主。若目黃。大煩。脉不和者。邪勝也。其病為進。目黃。大煩。而脉和者。為正氣已和。故云欲解。脉浮而數。浮為風。數為虛。風為熱。虛為寒。風虛相搏。則洒淅惡寒也。內經曰。有者為實。無者為虛。氣并則無血。血并則無氣。風則傷衛。數則無血。浮數之脉。風邪并于衛。衛勝則榮虛也。衛為陽。風搏于衛。所以為熱。榮為陰。榮氣虛。所以為寒。風并于衛者。發熱惡寒之證具矣。脉浮而滑。浮為陽。滑為實。陽實相搏。其脉數疾。衛氣失度。浮滑之脉數疾。發熱汗出者。此為不治。浮為邪氣并于衛。而衛氣勝。滑為邪氣并于榮。而榮氣實。邪氣勝。實攤于榮衛。則榮衛行速。故脉數疾。一息六至曰數。平人脉一息四至。衛氣行六寸。今一息六至。則衛氣行九寸。計過平人之半。是脉數疾。知衛氣失其常度也。浮滑數疾之脉。發熱汗出而當解。若不解者。精氣脫也。必不可治。經曰。脉陰陽俱盛。大汗出。不解者死。

傷寒欬逆上氣。其脉散者死。謂其形損故也。千金方云。以喘嗽為欬逆。上氣者肺病。散者心脉。是心火刑于肺金也。內經曰。心之肺。謂之死陰。死陰之屬。不過三日而死。以形見其損傷故也。

平脉法第二

問曰。脉有三部。陰陽相乘。榮衛血氣。在人體躬。呼吸出入。上下於中。因息遊布。津液流通。隨時動作。効象形容。春弦秋浮。冬沉夏洪。察色觀脉。大小不同。一時之間。變無經常。尺寸參差。或短或長。上下乖錯。或存或亡。病輒改易。進退低昂。心迷意惑。動失紀綱。願為具陳。令得分明。師曰。子之所問。道之根源。脉有三部。尺寸及關。寸為上部。關為中部。尺為下部。榮衛流行。不失衡銓。衡銓者。稱也。可以稱量輕重。內經曰。春應中規。夏應中衡。秋應中矩。冬應中權。榮行脉中。衛行脉外。榮衛與脉相隨。上下應四時。不失其常度。腎沉心洪肺浮肝弦。此自經常。不失銖分。腎北方水。王于冬。而脉沉。心南方火。王于夏。而脉洪。肺西方金。王于秋。而脉浮。肝東方木。王于春。而脉弦。此為經常銖分之不差也。出入升降。漏刻周旋。水下二刻。一周循環。人身之脉。計長一十六丈二尺。一呼。脉行三寸。一吸。脉行三寸。一呼一吸。為一息。脉行六寸。一日一夜。漏水下百刻。人一萬三千五百息。脉行八百一十丈。五十度周于身。則一刻之中。人一百三十五息。脉行八丈一尺。水下二刻。人二百七十息。脉行一十六丈二尺。一周于身也。脉經之行。終而復始。若循環之無端也。

當復寸口。虛實見焉。

經脉之始。從中焦注于手太陰寸口。二百七十息。脉行一周身。復還至于寸口。寸口為脉之經始。故以診視虛實焉。經曰。虛實死生之要。皆見于寸口之中。

變化相乘。陰陽相干。風則浮虛。寒則牢堅。沉潛水畜。支飲急弦。動則為痛。數則熱煩。

風傷陽。故脉浮虛。寒傷陰。故脉牢堅。畜積于內者。謂之水畜。故脉沉潛。支散于外者。謂之支飲。故脉急弦。動則陰陽相搏。相搏則痛生焉。數為陽。邪氣勝。陽勝。則熱煩焉。

設有不應。知變所緣。三部不同。病各異端。

脉與病不相應者。必緣傳變之所致。三部以候五藏之氣。隨部察其虛實焉。

太過可怪。不及亦然。邪不空見。中必有姧。審察表裏。三焦別焉。知其所舍。消息診看。料度府藏。獨見若神。爲子條記。傳與賢人。太過不及之脉。皆有邪氣干於正氣。審看在表在裏。入府入藏。隨其所舍而治之。師曰。呼吸者。脉之頭也。難經曰。一呼脉行三寸。一吸脉行三寸。以脉隨呼吸而行。故言脉之頭也。初持脉。來疾去遲。此出疾入遲。名曰內虛外實也。初持脉。來遲去疾。此出遲入疾。名曰內實外虛也。外為陽。內為陰。內經曰。來者為陽。去者為陰。是出以候外。入以候內。疾為有餘。有餘則實。遲為不足。不足則虛。來疾去遲者。陽有餘而陰不足。故曰內實外虛。問曰。上工望而知之。中工問而知之。下工脉而知之。願聞其說。師曰。病家人請。云病人苦發熱。身體疼。病人自卧。師到。診其脉。沉而遲者。知其差也。

何以知之。表有病者。脉當浮大。今脉反沉遲。故知愈也。望以觀其形証。問以知其所苦。脉以別其表裏。病苦發熱身疼。邪在表也。當卧不安。而脉浮數。今病人自卧而脉沉遲者。表邪緩也。是有裏脉而無表證。則知表邪當愈也。假令病人云。腹内卒痛。病人自坐。師到脉之。浮而大者。知其差也。何以知之。若裏有病者。脉當沉而細。今脉浮大。故知愈也。腹痛者。裏寒也。痛甚則不能起。而脉沉細。今病人自坐而脉浮大者。裏寒散也。是有表脉而無裏證也。則知裏邪當愈。是望証問病切脉。三者相參而得之。可為十全之醫。鍼經曰。知一為上。知二為神。知三神且明矣。師曰。病家人來請云。病人發熱煩極。明日師到。病人向壁卧。此熱已去也。設令脉不和。處言已愈。發熱煩極。則不能静卧。今向壁静卧。知熱已去。設令向壁卧。聞師到，不驚起而盻視，若三言三止，脉之嚥唾者，此詐病也。設令脉自和，處言此病大重，當須服吐下藥，鍼灸數十百處，乃愈。詐病者，非善人，以言恐之，使其畏懼則愈。醫者，意也。此其是歟。師持脉，病人欠者，無病也。鍼經曰：陽引而上，陰引而下，陰陽相引，故欠。陰陽不相引則病，陰陽相引則和，是欠者無病也。脉之呻者，病也。呻，為呻吟之聲。身有所苦則然也。言遲者，風也。風客于中，則經絡急，舌強難運用也。搖頭言者，裏痛也。裏有病，欲言，則頭為之戰搖。行遲者，表強也。表強者，由筋絡引急，而行步不利也。坐而伏者，短氣也。短氣者，裏不和也。故坐而喜伏。坐而下一脚者，腰痛也。內經曰：腰者，身之大關節也。腰痛為大關節不利，故坐不能正，下一脚以緩腰中之痛也。裏實護腹，如懷卵物者，心痛也。心痛則不能伸仰。護腹以按其痛。師曰。伏氣之病。以意候之。今月之內。欲有伏氣。假令舊有伏氣。當須脉之。若脉微弱者。當喉中痛似傷。非喉痹也。病人云。實咽中痛。雖爾。今復欲下利。冬時感寒。伏藏于經中。不即發者。謂之伏氣。至春分之時。伏寒欲發。故云。今月之內。欲有伏氣。假令伏氣已發。當須脉之。審在何經。得脉微弱者。知邪在少陰。少陰之脉。循喉嚨。寒氣客之。必發咽痛。腎司開闔。少陰治在下焦。寒邪內甚。則開闔不治。下焦不約。必成下利。故云雖爾咽痛。復欲下利。

問曰。人病恐怖者。其脉何狀。師曰。脉形如循絲纍纍然。其面白脫色也。內經曰。血氣者。人之神。恐怖者。血氣不足。而神氣弱也。脉形似循絲纍纍然。面白脫色者。鍼經曰。血奪者。色夭然不澤。其脉空虛。是知恐怖為血氣不足。

問曰。人不飲。其脉何類。師曰。

脉自濇。唇口乾燥也。濇為陰。雖主亡津液。而唇口乾燥。以陰為主內。故不飲也。

問曰。人愧者。其脉何類。師曰。脉浮而面色乍白乍赤。愧者羞也。愧則神氣怯弱。故脉浮而面色变改不常也。

問曰。經說脉有三菽六菽重者。何謂也。師曰。脉者人以指按之。如三菽之重者。肺氣也。如六菽之重者。心氣也。如九菽之重者。脾氣也。如十二菽之重者。肝氣也。按之至骨者。腎氣也。菽豆也。難經曰。如三菽之重。與皮毛相得者。肺部也。如六菽之重。與血脉相得者。心部也。如九菽之重。與肌肉相得者。脾部也。如十二菽之重。與筋平者。肝部也。按之至骨。舉指來疾者。腎部也。各隨所主之分。以候藏氣。

假令下利。寸口關上尺中悉不見脉。然尺中時一小見。脉再舉頭者。腎氣也。

若見損脉來至，爲難治。脉經曰：冷氣在胃中，故令脉不通。下利不見脉，則冷氣客于脾胃，令尺中時一小見，爲脾虛，腎氣所乘，脉再舉頭者，脾爲腎所乘也。若尺中之脉，更或減損，爲腎氣亦衰，脾復勝之，鬼賊相刑，故云難治，是脾勝不應時也。

問曰：脉有相乘，有縱有橫，有逆有順，何也？師曰：水行乘火，金行乘木，名曰縱；火行乘水，木行乘金，名曰橫；水行乘金，火行乘木，名曰逆；金行乘水，木行乘火，名曰順也。金勝木，水勝火。縱者，言縱任其氣，乘其所勝；橫者，言其氣橫逆，反乘所不勝也。縱橫與恣縱恣橫之義通。水爲金子，火爲木子，子行乘母，其氣逆也；母行乘子，其氣順也。

問曰：脉有殘賊，何謂也？師曰：脉有弦緊浮滑沉濇，此六者名曰殘賊，能爲諸脉作病也。爲人病者，名曰八邪，風寒暑濕傷于外也，飢飽勞逸傷于內也。

經脉者。榮衛也。榮衛者。陰陽也。其為諸經脉作病者。必由風寒暑濕傷于榮衛。客于陰陽之中。風則脉弦。寒則脉緊。中暑則脉滑。中濕則脉濇。傷于陰則脉沉。傷于陽。則脉浮。所以謂之殘賊者。傷良曰殘。害良曰賊。以能傷害正氣也。

問曰。脉有災怪。何謂也。師曰。假令人病。脉得太陽。與形證相應。因為作湯。比還送湯如食頃。病人乃大吐。若下利。腹中痛。師曰。我前來不見此證。今乃變異。是名災怪。又問曰。何緣作此吐利。荅曰。或有舊時服藥。今乃發作。故名災怪耳。醫以脉證與藥相對。而反變異。為其災可怪。故名災怪。

問曰。東方肝脉。其形何似。師曰。肝者。木也。名厥陰。其脉微弦濡弱而長。是肝脉也。肝病自得濡弱者。愈也。難經曰。春脉弦者。肝東方木也。

萬物始生，未有枝葉，故脉来濡弱而長，故曰弦。是肝之平脉。肝病得此脉者，為肝氣已和也。

假令得純弦脉者死，何以知之？以其脉如弦直，是肝藏傷，故知死也。純弦者，為如弦直而不軟，是中無胃氣，為真藏之脉。内經曰：死肝脉來急益勁，如新張弓弦。

南方心脉，其形何似？師曰：心者火也，名少陰，其脉洪大而長，是心脉也。心病自得洪大者，愈也。心王于夏，夏則陽外勝，氣血淖溢，故其脉来洪大而長也。

假令脉來微去大，故名反，病在裏也。脉來頭小本大者，故名覆，病在表也。上微頭小者，則汗出；下微本大者，則為關格不通，不得尿。頭無汗者可治，有汗者死。心脉來盛去衰為平，來微去大，是反本脉。内經曰：大則邪至，小則平。微為正氣，大為邪氣。來以候表，來微則知表和，去以候裏。去大，則知裏病。內經曰：心脉來不盛，去反盛，此為不及，病在中。頭小本大者，即前小後大也。小為正氣，大為邪氣，則邪氣先在裏，今復還于表，故名曰覆。不云去而止云來者，是知在表。脉經曰：在上為表，在下為裏。汗者心之液。上微為浮之而微，頭小為前小，則表中氣虛，故主汗出。下微沉之而微，本大為後大，沉則在裏，大則病進。內經曰：心為牡藏，小腸為之使。今邪甚下行，格閉小腸，使正氣不通，故不得尿，名曰關格。脉經曰：陽氣上出，汗見于頭。今關格正氣不通，加之頭有汗者，則陽氣不得下通而上脫也。其無汗者，雖作關格，然陽氣未衰，而猶可治。

西方肺脉，其形何似？師曰：肺者金也，名太陰，其脉毛浮也。肺病自得此脉，若得緩遲者皆愈，若得數者則劇。何以知之？數者南方火，火尅西方金，法當癰腫，為難治也。

輕虛浮曰毛，肺之平脉也。緩遲者，脾之脉，脾為肺之母，以子母相生，故云皆愈。數者，心之脉，火尅金，為鬼賊相刑，故劇。肺主皮毛，數則為熱，熱客皮膚，留而不去，則為癰瘍。經曰：數脉不時，則生惡瘡。

問曰：二月得毛浮脉，何以處言至秋當死？師曰：二月之時，脉當濡弱，反得毛浮者，故知至秋死。二月肝用事，肝脉屬木，應濡弱，反得毛浮者，是肺脉也。肺屬金，金來尅木，故知至秋死。他皆倣此。

當春時反見秋脉，為金氣乘木，肺來尅肝，奪王脉而見，至秋肺王，肝氣則絕，故知至秋死也。

師曰：脉肥人責浮，瘦人責沉。肥人當沉，今反浮；瘦人當浮，今反沉，故責之。

肥人肌膚厚，其脉當沉；瘦人肌膚薄，其脉當浮。今肥人脉反浮，瘦人脉反沉，必有邪氣相干，使脉反常，故當責之。

師曰：寸脉下不至關，為陽絕；尺脉上不至關，為陰絕。此皆不治，決死也。若計其餘命死生之期，期以月節尅之也。脉經曰：陽生于寸，動于尺；陰生于尺，動于寸。寸脉下不至關者，則陽絕不能下應于尺也。尺脉上不至關者，為陰絕不能上應于寸也。內經曰：陰陽離鈌，精氣乃絕。此陰陽偏絕，故皆決死。期以月節尅之者，謂如陽絕死于春夏，陰絕死于秋冬。

師曰：脉病人不病，名曰行尸，以無王氣，卒眩仆不識人者，短命則死。人病脉不病，名曰內虛，以無穀神，雖困無苦。脉者，人之根本也。脉病人不病，為根本內絕，形雖且強，卒然氣脫，則眩運僵仆而死，不曰行尸而何？人病脉不病，則根本內固，形雖且羸，止內虛爾。穀神者，穀氣也。穀氣既足，自然安矣。內經曰：形氣有餘，脉氣不足，死；脉氣有餘，形氣不足，生。

問曰：翕奄沉，名曰滑，何謂也？沉為純陰，翕為正陽，陰陽和合，故令脉滑，關尺自平。陽明脉微沉，食飲自可。少陰脉微滑。滑者緊之浮名也。此為陰實。其人必股内汗出。陰下濕也。脉來大而盛。聚而沉。謂之翕奄沉。正如轉珠之狀也。沉為藏氣。故曰純陰。翕為府氣。故曰正陽。滑者。陰陽氣不為偏勝也。關尺自平。陽明脉微沉者。當陽部見陰脉。則陰偏勝而陽不足也。陽明胃脉。胃中陰多。故食飲自可。少陰脉微滑者。當陰部見陽脉。則陽偏勝而陰不足也。以陽湊陰分。故曰陰實。股與陰。少陰之部也。今陽熱湊陰。必熏發津液。泄達于外。股内汗出。而陰下湿也。

問曰。曾為人所難。緊脉從何而來。師曰。假令亡汗。若吐。以肺裏寒。故令脉緊也。假令欬者。坐飲冷水。故令脉緊也。假令下利。以胃中虚冷。故令脉緊也。金匱要畧曰。寒令脉急。經曰。諸緊為寒。

寸口衛氣盛名曰高。高者。暴狂而肥。内經曰。陰不勝其陽。則脉流薄疾。并乃狂。衛為陽氣。衛盛而暴狂者。陰不勝陽也。鍼經曰。衛氣者。所以溫分肉。充皮毛。肥腠理。司開闔者也。衛氣盛爲肥者。氣盛于外也。榮氣盛。名曰章。章者。暴澤而光。榮者。血也。榮華于身者也。榮盛故身暴光澤也。高章相搏。名曰綱。綱者。身筋急脈直。榮衛俱盛。則筋絡滿急。衛氣弱。名曰惵。惵者。心中氣動迫怯。衛出上焦。弱則上虛。而心中氣動迫怯也。榮氣弱。名曰卑。卑者。心中常自羞愧。鍼經曰。血者。神氣也。血弱。則神弱。故常自羞愧。惵卑相搏。名曰損。損者。五藏六府之虛慘也。衛以護陽。榮以養陰。榮衛俱虛。則五藏六府失于滋養。致俱乏。氣虛慘也。衛氣和。名曰緩。緩者。四肢不能自收。衛氣獨和。不與榮氣相諧。則榮病。內經曰。肝受血而能視。足受血而能步。掌受血而能握。指受血而能攝。四肢不收。由榮血病。不能灌養故也。榮氣和。名曰遲。遲者。身體重。但欲眠也。榮氣獨和。不與衛氣相諧。則衛病。身體重而眠。欲眠者。衛病而氣不敷布也。遲緩相搏。名曰沉。沉者。腰中直。腹內急痛。但欲臥。不欲行。榮氣獨和于內。衛氣獨和于外。榮衛不相和諧。相搏而為病。腰中直者。衛不利于外也。腹內痛者。榮不和于內也。但欲卧。不欲行者。榮衛不營也。寸口脉緩而遲。緩則陽氣長。其色鮮。其顏光。其聲商。毛髮長。遲則陰氣盛。骨髓生。血滿。肌肉緊薄鮮鞕。陰陽相抱。榮衛俱行。剛柔相搏。名曰強也。緩為胃脉。胃合衛氣。衛溫分肉。充皮毛。肥腠理。司開闔。衛和氣舒。則顏色光潤。聲清。毛澤美。遲為脾脉。脾合榮氣。榮養骨髓。實肌肉。濡筋絡。利關節。榮和血滿。則骨正髓生。肌肉緊硬美。陰陽調和。二氣相抱。而不相戾。榮衛流通。剛柔相得。是為強壯。趺陽脉滑而緊。滑者。胃氣實。緊者。脾氣強。持實擊強。痛還自傷。以手把刀。坐作瘡也。趺陽之脉。以候脾胃。滑則穀氣實。是為胃實。緊則陰氣勝。是為脾強。以脾胃一實一強。而相搏擊。故令痛也。若一強一弱相搏。則不能作痛。此脾胃兩各強實相擊，府藏自傷而痛。譬君以手把刃而成瘡，豈非自貽其害乎。寸口脉浮而大，浮為虛，大為實。在尺為關，在寸為格。關則不得小便，格則吐逆。經曰：浮為虛。內經曰：大則病進。浮則為正氣虛，大則為邪氣實。在尺則邪氣關閉下焦，裏氣不得下通，故不得小便；在寸則邪氣格拒上焦，使食不得入，故吐逆。趺陽脉伏而濇，伏則吐逆，水穀不化，濇則食不得入，名曰關格。伏則胃氣伏而不宣，中焦關格，正氣壅塞，故吐逆而水穀不化；濇則脾氣濇而不布，邪氣拒于上焦，故食不得入。脉浮而大，浮為風虛，大為氣強，風氣相摶，必成癮疹，身體為痒。痒者名泄風，久久為痂癩。痂癩者，眉少髮稀，身有乾瘡而醒臭。內經曰：脉風成為癘。寸口脉弱而遲，弱者衛氣微，遲者榮中寒。榮為血，血寒則發熱。衛為氣。氣微者心內飢。飢而虛滿不能食也。衛為陽。榮為陰。弱者衛氣微。陽氣不足也。遲者榮中寒。經中客邪也。榮客寒邪搏而發熱也。陽氣內微。心內雖飢。飢而虛滿。不能食也。

趺陽脈大而緊者。當即下利。為難治。大為虛。緊為寒。胃中虛寒。當即下利。下利脈當微小。反緊者。邪勝也。故云難治。經曰。下利脈大者為未止。

寸口脈弱而緩。弱者陽氣不足。緩者胃氣有餘。噫而吞酸。食卒不下。氣填於膈上也。弱者。陽氣不足。陽能消穀。陽氣不足。則不能消化穀食。緩者。胃氣有餘。則胃中有未消穀物也。故使噫而吞酸。食卒不下。氣填于膈上也。金匱要畧曰。中焦未和。不能消穀。故令噫。

趺陽脈緊而浮。浮為氣。緊為寒。浮為腹滿。緊為絞痛。浮緊相搏。腸鳴而轉。轉即氣動。膈氣乃下。少陰脈不出。其陰腫大而虛也浮為胃氣虛。緊為脾中寒。胃虛則滿。脾寒則痛。虛寒相搏。腸鳴而轉。轉則膈中之氣因而下泄也。若少陰脉不出。則虛寒之氣至于下焦。結于少陰而聚于陰器。不得發泄。使陰腫大而虛也。

寸口脉微而濇。微者衛氣不行。濇者榮氣不逮。榮衛不能相將。三焦無所仰。身體痹不仁。榮氣不足。則煩疼。口難言。衛氣虛。則惡寒數欠。三焦不歸其部。上焦不歸者。噫而酢吞。中焦不歸者。不能消穀引食。下焦不歸者。則遺溲。人養三焦者。血也。護三焦者。氣也。榮衛俱損。不能相將而行。三焦無所依仰。身體為之頑痹而不仁。內經曰。榮氣虛則不仁。鍼經曰。衛氣不行。則為不仁。榮為血。血不足則煩疼。榮屬心。心虛則口難言。衛為陽。陽微則惡寒。衛為氣。氣虛則數欠。三焦因榮衛不足。無所依仰。其氣不能歸其部。金匱要畧曰。上焦竭善噫。上焦受中焦氣。中焦未和。不能消穀故令噫耳。下焦竭。即遺溺失便。以上焦在膈上。物未化之分也。不歸者。不至也。上焦之氣不至其部。則物未能傳化。故噫而酢吞。中焦在胃之中。主腐熟水穀。水穀化。則思食。中焦之食不歸其部。則水穀不化。故云不能消穀引食。下焦在膀胱上口。主分別清濁。溲。小便也。下焦不歸其部。不能約制溲便。故遺溲。

趺陽脉沉而數。沉為實。數消穀。緊者。病難治。

沉為實者。沉主裏也。數消穀者。數為熱也。緊為肝脉。見于脾部。木來尅土。為鬼賊相刑。故云難治。

寸口脉微而濇。微者。衛氣衰。濇者。榮氣不足。衛氣衰。面色黃。榮氣不足。面色青。榮為根。衛為葉。榮衛俱微。則根葉枯槁。而寒慄。欬逆。唾腥。吐涎沫也。

衛為氣。面色黃者。衛氣衰也。榮為血。面色青者。榮血衰也。榮行脉中為根。衛行脉外為葉。榮為陰。衛為陽。榮為根。衛為葉。根葉俱微。則陰陽之氣內衰。致生寒慄。而欬逆唾腥吐涎沫也。

趺陽脉浮

而芤浮者，衛氣衰；芤者，榮氣傷，其身體瘦，肌肉甲錯，浮芤相搏，宗氣衰微，四屬斷絶。經曰：衛氣盛，名曰高；高者，暴狂而肥。榮氣盛，名曰章；章者，暴澤而光。其身體瘦而不肥者，衛氣衰也；肌肉甲錯而不澤者，榮氣傷也。宗氣者，三焦歸氣也；四屬者，皮肉、脂髓也。榮衛衰傷，則宗氣亦微，四屬失所滋養，致斷絶矣。

寸口脉微而緩，微者衛氣踈，踈則其膚空；緩者胃氣實，實則穀消而水化也。穀入於胃，脉道乃行，水入於經，其血乃成。榮盛則其膚必踈，三焦絶經，名曰血崩。衛為陽，微為亡陽。脉微者，衛氣踈；衛溫分肉，肥腠理，衛氣既踈，皮膚不得溫肥，則空虛也。經曰：緩者，胃氣有餘。有餘為實，故云緩者胃氣實。内經曰：食入于胃，淫精于脉，是穀入於胃，脉道乃行也。鍼經曰：飲而液滲于絡，合和于血，是水入于經，其血乃成也。胃中穀消水化而為血氣，今衛踈榮盛。是榮氣強而衛氣弱也。衛氣弱者，外則不能固密皮膚，而氣為之踈；內則不能衛護其血，而血為之崩。經，常也。三焦者，氣之道路。衛氣踈，則氣不循常度，三焦絕其常度也。趺陽脉微而緊，緊則為寒，微則為虛，微緊相搏，則為短氣。中氣虛且寒，氣自短矣。少陰脉弱而濇，弱者微煩，濇者厥逆。煩者，熱也。少陰脉弱者，陰虛也。陰虛則發熱，以陰部見陽脉，非大虛也，故生微煩。厥逆者，四肢冷也。經曰：陰陽不相順接，便為厥。厥者，手足厥冷是也。少陰脉濇者，陰氣濇，不能與陽相順相接，故厥逆也。趺陽脉不出，脾不上下，身冷膚鞕。脾胃為榮衛之根，脾能上下，則水穀磨消，榮衛之氣得以行。脾氣虛衰，不能上下，則榮衛之氣不得通營于外，故趺陽脉不出。身冷者，衛氣不溫也。膚鞕者，榮血不濡也。少陰脉不至，腎氣微，少精血，奔氣促迫，上入胷膈，宗氣反聚，血結心下，陽氣退下，熱歸陰股。與陰相動。令身不仁。此為尸厥。當刺期門、巨闕。

尸厥者。為其從厥而生。形無所知。其狀若尸。故名尸厥。少陰脉不出。則厥氣客於腎。而腎氣微。少精血。厥氣上奔。填塞胸膈。壅遏正氣。使宗氣反聚。而血結心下。鍼經曰。五穀入於胃。其糟粕津液。宗氣。分為三隧。宗氣積于胸中。出于喉嚨。以貫心肺。而行呼吸。又曰。營氣者。泌其津液。注之於脉。化而為血。以營四末。今厥氣太甚。宗氣反聚而不行。則絶其呼吸。血結心下而不流。則四體不仁。陽氣為厥氣所壅。不能宣發。退下至陰股間。與陰相動。仁者。柔也。不仁者。言不柔和也。為寒熱痛痺俱不覺知者也。陽氣外不為使。內不得通。榮衛俱不能行。身體不仁。狀若尸也。內經曰。厥氣上行。滿脉去形。刺期門者。以通心下結血。刺巨闕者。以行胸中宗氣。血氣流通。厥氣退。則甦矣。

寸口脉微。尺脉緊。其人虛損。多汗。知陰常在。絶不見陽也。

寸微為亡陽。尺緊為陰勝。陽微陰勝。故云虛損。又加之多汗。則愈損陽氣。是陰常在。而絶不見陽也。

寸口諸微亡陽。諸濡亡血。諸弱發熱。諸緊為寒。諸乘寒者。則為厥。鬱冒不仁。以胃無穀氣。脾濇不通。口急不能言。戰而慄也。

衛。陽也。微為衛氣微。故云亡陽。榮。血也。濡為榮氣弱。故云亡血。弱為陰虛。虛則發熱。緊為陰勝。故為寒。諸乘寒者。則陰陽俱虛。而為寒邪乘之也。寒氣乘虛。抑伏陽氣。不得宣發。遂成厥也。鬱冒為昏冒不知人也。不仁為強直而無覺也。為尸厥焉。以胃無穀氣。致脾濇不通於上下。故使口急不能言。戰者。寒在表也。慄者。寒在裏也。

問曰。濡弱何以反適十一頭。師曰。五藏六府相乘。故令十一。

濡弱者。氣血也。往反有十一頭。頭者。五藏六府共有十一也。

問曰。何以知乘府。何以知乘藏。師曰。諸陽浮數為乘府。諸陰遲濇為乘藏也。

府。陽也。陽脉見者。為乘府也。藏。陰也。陰脉見者。為乘藏也。

釋音

見音現下同　讝職廉切病人寐而自語也　劇蝺戟切甚也　鞕音硬下同　灑淅上所下切下音析寒驚貌　惡烏路切　呴香句切嚅氣往來也　濡汝朱切潤也　闔音合　躁子到切動也　藹於蓋切　瞥匹滅切　縈於營切　駃音快疾貌　痞音備　而濡音軟柔也　轉索釋音株恋反下蘇各反　濈阻立切汗出和也　趺音夫　腐音府爛也　燥蘇到切乾也　噫乙界切　爍式灼切　溲所留切溺也　漐直立切　俠音協又音夾　黧力支切黑而黃也　餉音噎義同　噦於月切逆氣也　衄女六切　慄音栗懼貌　邪中音衆　溷胡困切濁亂也　怫鬱上音弗下音熨　癰於容切　嗢乙骨切嗢咽也　豚徒渾切　盍音合　圊七情切厠也　湫子由切又子小切　齗魚斤切　麋音眉　悍胡旦切　眥靜計切　參差上初簪切

下楚宜切銓七全切銖音殊滀音畜水聚也其差楚懈切呻音申卵
盧管切嚨力公切喉嚨也菽音叔豆也勁居正切健也淖奴教切覆芳救
切牝藏上毗忍切下才浪切陰藏也瘍以章切僵仆上音薑下音副翕
奄上音吸下音掩見陽音現股音古髀也惵徒頰切動懼貌諧音鞋和也戾
音利痂癩上音加下力代切噫烏介切酢音醋冐音帽昬冐也芤苦候
切

注解傷寒論卷第二

漢　長沙守　張仲景　述

晋　太醫令　王叔和　撰次

宋　聊攝人　成無已　註解

明　虞山人　趙開美　校句

仲景全書第十二

傷寒例第三

陰陽大論云。春氣温和。夏氣暑熱。秋氣清凉。冬氣冷冽。此則四時正氣之序也。春夏為陽。春温夏熱者。陽之動。始于温。盛於暑故也。秋冬為陰。秋凉而冬寒者。以陰之動。始于清。盛于寒故也。冬時嚴寒。萬類深藏。君子固密。則不傷於寒。觸冒之者。乃名傷寒耳。冬三月純陰用事。陽乃伏藏。水冰地坼。寒氣嚴凝。當是之時。善攝生者。出處固密。去寒就溫。則不傷于寒。其涉寒冷。觸冒霜雪為病者。謂之傷寒也。其傷於四時之氣。皆能為病。春風。夏暑。秋濕。冬寒。謂之四時之氣。以傷寒為毒者。以其最成殺厲之氣也。熱為陽。陽主生。寒為陰。陰主殺。陰寒為病。最為肅殺毒厲之氣。中而即病者。名曰傷寒。不即病者。寒毒藏於肌膚。至春變為溫病。至夏變為暑病。暑病者。熱極重於溫也。內經曰。先夏至日為溫病。後夏至日為暑病。溫暑之病。本傷于寒而得之。故太醫均謂之傷寒也。是以辛苦之人。春夏多溫熱病。皆由冬時觸寒所致。非時行之氣也。凡時行者。春時應暖而復大寒。夏時應大熱而反大涼。秋時應涼而反大熱。冬時應寒而反大温。此非其時而有其氣。是以一歲之中。長幼之病多相似者。此則時行之氣也。四時氣候不正為病。謂之時行之氣。時氣所行為病。非暴厲之氣。感受必同。是以一歲之中。長幼之病多相似也。

夫欲候知四時正氣為病。及時行疫氣之法。皆當按斗曆占之。四時正氣者。春風夏暑。秋濕冬寒。是也。時行者。時行之氣是也。温者。冬時感寒。至春發者是也。疫者。暴厲之氣是也。占前斗建。審其時候之寒温。察其邪氣之輕重而治之。故下文曰。

九月霜降節後。宜漸寒。向冬大寒。至正月。雨水節後。宜解也。所以謂之雨水者。以水雪解而為雨水故也。至驚蟄二月節後。氣漸和暖。向夏大熱。至秋便涼。冬寒春温夏熱秋凉。為四時之正氣也。

從霜降以後。至春

分以前。凡有觸冒霜露。體中寒即病者。謂之傷寒也。九月十月。寒氣尚微。為病則輕。十一月十二月。寒冽已嚴。為病則重。正月二月。寒漸將解。為病亦輕。此以冬時不調。適有傷寒之人。即為病也。此為四時正氣中而即病者也。其冬有非節之暖者。名曰冬溫。冬溫之毒。與傷寒大異。冬溫復有先後。更相重沓。亦有輕重。為治不同。證如後章。此為時行之氣。前云冬時應寒。而反大溫者是也。從立春節後。其中無暴大寒。又不冰雪。而有人壯熱為病者。此屬春時陽氣發於冬時伏寒。變為溫病。此為溫病也。內經曰。冬傷于寒。春必病溫。從春分以後。至秋分節前。天有暴寒者。皆為時行寒疫也。三月四月或有暴寒。其時陽氣尚弱。為寒所折。病熱猶輕。五月六月陽氣已盛。為寒所折。病熱則重。七月八月陽氣已衰。為寒所折。病熱亦微。其病與溫及暑病相似。但治有殊耳。此為疫氣也。是數者以明前斗曆之法。占其隨時氣候。發病寒熱輕重不同耳。十五日得一氣於四時之中。一時有六氣。四六名為二十四氣也。節氣十二。中氣十二。共二十四。內經曰。五日謂之候。三候謂之氣。六氣謂之時。四時謂之歲。然氣候亦有應至而不至。或有未應至而至者。或有至而不去者。或有至而太過者。皆成病氣也。疑脫或有至而不去句。今補。按金匱要畧曰。有未至而至。有至而不至。有至而不去。有至而太過。何故也。師曰。冬至之後甲子夜半。少陽起。少陰之時。陽始生。天得溫和。以未得甲子。天因溫和。此為未至而至也。以得甲子。

而天未温和。此為至而不至。以得甲子，天大寒不解。此為至而不去也。以得甲子而天温如盛夏五六月時。此為至而太過也。內經曰：至而和則平，至而甚則病，至而反者病，至而不至者病，未至而至者病。即是觀之，脱漏明矣。但天地動靜，陰陽鼓擊者，各正一氣耳。內經曰：陰陽者，天地之道。清陽為天，動而不息；濁陰為地，靜而不移。天地陰陽之氣，鼓擊而生春夏秋冬，寒熱温凉，各正一氣也。是以彼春之暖，為夏之暑；彼秋之忩，為冬之怒。春暖為夏暑，從生而至長也。秋忩為冬怒，從肅而至殺也。是故冬至之後，一陽爻升，一陰爻降也。夏至之後，一陽氣下，一陰氣上也。十月六爻皆陰，坤卦為用，陰極陽来。陽生于子，冬至之後，一陽爻升，一陰爻降，於卦為復，言陽氣得復也。四月六爻皆陽，乾卦為用，陽極陰來。陰生于午，夏至之後，一陽氣下，一陰氣上，于卦為姤，言陰得遇陽也。內經曰：冬至四十五日，陽氣微上，陰氣微下。夏至四十五日。陰氣微上。陽氣微下。斯則冬夏二至。陰陽合也。春秋二分。陰陽離也。陽生于子。陰生于午。是陰陽相接。故曰合。陽退于酉。陰退于卯。是陰陽相背。故曰離。内經曰。氣至之謂至。氣分之謂分。至則氣同。分則氣異。陰陽交易。人變病焉。天地陰陽之氣。既交錯而不正。人所以變病。内經曰。陰陽相錯。而變由生也。此君子春夏養陽。秋冬養陰。順天地之剛柔也。内經曰。養生者必順于時。春夏養陽。以涼以寒。秋冬養陰。以温以熱。所以然者。從其根故也。小人觸冒。必嬰暴疹。須知毒烈之氣。畱在何經。而發何病。詳而取之。不能順四時調養。觸冒寒温者。必成暴病。醫者當在意審詳而治之。是以春傷扵風。夏必飱泄。夏傷扵暑。秋必病瘧。秋傷扵濕。冬必咳嗽。冬傷扵寒。春必病温。此必然之道。可不審明之。當春之時。風氣大行。春傷于風。風氣通于肝。肝以春適王。風雖入之。不能即發。至夏肝衰。然後始動。風淫末疾。則當發于四肢。夏以陽氣外盛。風不能外發。故攻内而為飧泄。飧泄者。下利。米穀不化而色黄。當秋之時。濕氣大行。秋傷於濕。濕則下於肺。肺以秋適王。濕雖入之。不能即發。至冬肺衰。然後濕始動也。雨淫腹疾。則當發為下利。冬以陽氣内固。濕氣不能下行。故上逆而為咳嗽。當夏之時。暑氣大行。夏傷于暑。夏以陰為主内。暑雖入之。勢未能動。及秋陰出而陽為内主。然後暑動。搏陰而為痎瘧。痎者。二日一發。瘧者。一日一發。當冬之時。寒氣大行。冬傷於寒。冬以陽為主内。寒雖入之。勢未能動。及春陽出。而陰為内主。然後寒動。搏陽而為温病。是感冒四時正氣為病必然之道。傷寒之病。逐日淺深。以施方治。内經曰。未滿三日者可汗而已。其滿三日者可泄而已。今世人傷寒。或始不早治。或治不對病。或日數久淹。困乃告醫。醫人又不依次第而治之則不中病。皆宜臨時消息制方。無不効也。今搜採仲景舊論，録其證候診脉聲色，對病真方有神驗者，擬防世急也。仲景之書，逮今千年，而顯用于世者。王叔和之力也。又土地温涼高下不同，物性剛柔，飡居亦異。是黄帝興四方之問，岐伯舉四治之能。以訓後賢，開其未悟者，臨病之工，宜須兩審也。東方地氣温。南方地氣熱。西方地氣涼。北方地氣寒。西北方高，東南方下。是土地温涼高下不同也。東方安居食魚。西方陵居華食。南方濕處而嗜酸。北方野處而食乳。是食居之異也。東方治宜砭石。西方治宜毒藥。南方治宜微針。北方治宜灸焫。是四方醫治不同也。醫之治病。當審其土地所宜。凡傷於寒，則為病熱。熱雖甚不死。內經曰：風寒客于人，使人毫毛畢直，皮膚閉而為熱，是傷寒為病熱也。鍼經曰。

多熱者易已，多寒者難已，是熱雖甚不死。若兩感於寒而病者，必死。表裏俱病者，謂之兩感。尺寸俱浮者，太陽受病也，當一二日發。以其脈上連風府，故頭項痛，腰脊強。太陽為三陽之長，其氣浮于外，故尺寸俱浮，是邪氣初入皮膚，外在表也，當一二日發。風府，穴名也，項中央。太陽之脈，從巔入絡腦，還出別下項，是以上連風府，其經循肩膊內，俠脊抵腰中，故病頭項痛，腰脊強。尺寸俱長者，陽明受病也，當二三日發。以其脈俠鼻，絡於目，故身熱，目疼，鼻乾，不得臥。陽明血氣俱多，尺寸俱長者，邪併陽明，而血氣淖溢也。太陽受邪不已，傳于陽明，是當二三日發。其脈俠鼻者，陽明脈起於鼻，交頞中，絡於目。陽明之脈，正上頞頞，還出繫目系。身熱者，陽明主身之肌肉，鍼經曰：陽明氣盛，則身以前皆熱。目疼鼻乾者，經中客邪也。不得臥者，胃氣逆，不得從其道也。內經曰：胃不和，則臥不安。尺寸俱弦者，少陽受病也。當三四日發。以其脉循脇絡於耳。故胷脇痛而耳聾。內經曰：陽中之少陽，通于春氣。春脉弦。尺寸俱弦者，知少陽受邪也。二三日陽明之邪不已，傳于少陽。是當三四日發。胷脇痛而耳聾者，經壅而不利也。此三經皆受病，未入于府者，可汗而已。三陽受邪，為病在表。法當汗解。然三陽亦有便入府者，入府則宜下。故云未入于府者，可汗而已。尺寸俱沉細者，太陰受病也。當四五日發。以其脉布胃中，絡於嗌。故腹滿而嗌乾。陽極則陰受之。邪傳三陽既遍，次乃傳于陰經。在陽為在表，在陰為在裏。邪在表，則見陽脉；邪在裏，則見陰脉。陽邪傳陰，邪氣內陷，故太陰受病，而脉尺寸俱沉細也。自三陽傳于太陰，是當四五日發也。邪入于陰，則漸成熱，腹滿而嗌乾者，脾經壅而成熱也。尺寸俱沉者，少陰受病也。當五六日發。以其脉貫腎。

絡於肺，繫舌本，故口燥舌乾而渴。少陰，腎水也，性趣下。少陰受病，脉尺寸俱沉也。四五日太陰之邪不已，至五六日則傳于少陰也，是少陰病當五六日發。人傷于寒，則為病熱，謂始為寒而終成熱也。少陰為病，口燥舌乾而渴，邪傳入裏，熱氣漸深也。尺寸俱微緩者，厥陰受病也，當六七日發。以其脉循陰器，絡於肝，故煩滿而囊縮。緩者，風脉也。厥陰脉微緩者，邪傳厥陰，熱氣已劇，近于風也。當六七日發，以少陰邪傳于厥陰。煩滿而囊縮者，熱氣聚于內也。此三經皆受病，已入於府，可下而已。三陰受邪，為病在裏，于法當下。然三陰亦有在經者，在經則宜汗。故云已入于府者，可下而已。經曰：臨病之工，宜須兩審。若兩感於寒者，一日太陽受之，即與少陰俱病，則頭痛口乾，煩滿而渴；二日陽明受之，即與太陰俱病，則腹滿身熱，不欲食，讝語。三日少陽受之，即與厥陰俱病，則耳聾，囊縮而厥，水漿不入，不知人者，六日死。若三陰三陽、五藏六府皆受病，則榮衛不行，府藏不通，則死矣。陰陽俱病，表裏俱傷者，為兩感。以其陰陽兩感，病則兩證俱見。至于傳經，則亦陰陽兩經俱傳也。始得一日，頭痛者，太陽；口乾、煩滿而渴者，少陰。至二日則太陽傳于陽明，而少陰亦傳于太陰，身熱、讝語者，陽明；腹滿不欲食者，太陰。至三日，陽明傳于少陽，而太陰又傳于厥陰，耳聾者，少陽；囊縮而厥者，厥陰。水漿不入，不知人者，胃氣不通也。內經曰：五藏已傷，六府不通，榮衛不行，如是之後，三日乃死。何也？岐伯曰：陽明者，十二經脈之長也。其血氣盛，故云不知人。三日其氣乃盡，故死矣。謂三日六經俱病，榮衛之氣不得行于內外，府藏之氣不得通于上下，至六日，府藏之氣俱盡，榮衛之氣俱絕，則死矣。其不兩感於寒，更不傳經，不加異氣者，至七日。太陽病衰。頭痛少愈也。八日。陽明病衰。身熱少歇也。九日。少陽病衰。耳聾微聞也。十日太陰病衰。腹減如故。則思飲食。十一日。少陰病衰。渴止舌乾已而嚏也。十二日。厥陰病衰。囊縱。少腹微下。大氣皆去。病人精神爽慧也。六日傳遍。三陰三陽之氣皆和。大邪之氣皆去。病人精神爽慧也。

若過十三日以上。不間。尺寸陷者。大危。間者。瘳也。十二日傳經盡。則當瘳愈。若過十三日已上不瘳。尺寸之脉沉陷者。即正氣內衰。邪氣獨勝。故云大危。

若更感異氣。變為他病者。當依舊壞證病而治之。若脉陰陽俱盛。重感於寒者。變為溫瘧。異氣者。為先病未已。又感別異之氣也。兩邪相合。變為他病。脉陰陽俱盛者。傷寒之脉也。難經曰。傷寒之脉，陰陽俱盛而緊濇。經曰：脉盛身寒，得之傷寒。則為前病熱未已，再感于寒，寒熱相傳，變為溫瘧。

陽脉浮滑，陰脉濡弱者，更遇於風，變為風溫。此前熱未歇，又感于風者也。難經曰：中風之脉，陽浮而滑，陰濡而弱。風來乘熱，故變風溫。

陽脉洪數，陰脉實大者，遇溫熱，變為溫毒。溫毒為病最重也。此前熱未已，又感溫熱者也。陽主表，陰主裏，洪數實大，皆熱也。兩熱相合，變為溫毒。以其表裏俱熱，故為病最重。

陽脉濡弱，陰脉弦緊者，更遇溫氣，變為溫疫。以此冬傷於寒，發為溫病，脉之變證，方治如說。此前熱未已，又感溫氣者也。溫熱相合，變為溫疫。

凡人有疾，不時即治，隱忍冀差，以成痼疾。凡覺不佳，急須求治。苟延時日，則邪氣入深，難可復制。千金曰：凡有少苦，似不如平常，即須早道。若隱忍不治，冀望自差，須臾之間，以成痼疾。此之謂也。小兒女子。益以滋甚。小兒氣血未全。女子血室多病。凡所受邪易于滋蔓。時氣不和。便當早言。尋其邪由。及在腠理。以時治之。罕有不愈者。腠理者。津液腠泄之所。文理縫會之中也。金匱要畧曰。腠者。是三焦通會元真之處。為血氣所注。理者。是皮膚藏府之文理也。邪客于皮膚。則邪氣浮淺。易為散發。若以時治之。罕有不愈者矣。金匱玉函曰。主候常存。形色未病。未入腠理。針藥及時。服將調節。委以良醫。病無不愈。患人忍之。數日乃說。邪氣入藏。則難可制。此為家有患。備慮之要。邪在皮膚。則外屬陽而易治。邪傳入裏。則內屬陰而難治。內經曰。善治者。治皮毛。其次治肌膚。其次治筋脈。其次治六府。其次治五藏。治五藏者半死半生也。昔桓侯怠于皮膚之微疾。以至骨髓之病。家有患者。不可備慮。凡作湯藥。不可避晨夜。覺病須臾。即宜便治。不等早晚。則易愈矣。千金曰。凡始覺不佳。即須治療，迨至於病湯食競進，折其毒勢，自然而差。若或差遲，病即傳變。雖欲除治，必難為力。傳有常也，變無常也。傳為循經而傳，如太陽傳陽明是也。變為不常之變，如陽證變陰證是也。邪既傳變，病勢深也。本草曰：病勢已成，可得半愈；病勢已過，命將難全。服藥不如方法，縱意違師，不須治之。內經曰：拘于鬼神者，不可與言至德；惡于針石者，不可與言至巧。病不許治者，病不必治，治之無功矣。

凡傷寒之病，多從風寒得之。凡中風與傷寒為病，自古通謂之傷寒。千金曰：夫傷寒病者，起自風寒，入於腠理，與精氣分爭，榮衛偏隔，周身不通而病。始表中風寒，入裏則不消矣。始自皮膚，入于經絡，傳于臟府是也。未有溫覆而當不消散者。風寒初客于皮膚，便投湯藥，溫暖發散而當者，則無不消散之邪。不在證治，擬欲攻之，猶當先解表，乃可下之。先解表而後下之，則無復傳之邪也。若表已解，而內不消，非大滿，猶生寒熱，則病不除。表證雖罷，裏不至大堅滿者，亦未可下之。是邪未收斂成實，下之則裏虛而邪復不除，猶生寒熱也。若表已解，而內不消，大滿大實堅，有燥屎，自可除下之，雖四五日，不能為禍也。外無表證，裏有堅滿，為下證悉具。外臺云：表和裏病，下之則愈。下證既具，則不必拘于日數。若不宜下，而便攻之，內虛熱入，協熱遂利，煩躁諸變，不可勝數，輕者困篤，重者必死矣。下之不當，病輕者，證猶變易而難治，又矧重者乎。夫陽盛陰虛，汗之則死，下之則愈；陽虛陰盛，汗之則愈，下之則死。表為陽，裏為陰。陰虛者，陽必湊之，陽盛之邪，乘其裏虛而入于府者，為陽盛陰虛也。經曰：尺脉弱，名曰陰不足，陽氣下陷入陰中，則發熱者矣。下之，除其內熱而愈。若反汗之，則竭其津液而死。陰脉不足，陽往從之；陽脉不足，陰往乘之。陰邪乘其表虛，客于榮衛之中者，為陽虛陰盛也。經曰：假令寸口脉微，名曰陽不足，陰氣上入陽中，則洒淅惡寒者是矣。汗之，散其表寒，則愈；若反下之，則脱其正氣而死。經曰：本發汗而復下之，此為逆也。本先下之，而反汗之，為逆。夫如是則神丹安可以誤發，甘遂何可以妄攻。虛盛之治，相背千里，吉凶之機，應若影響，豈容易哉！神丹者，發汗之藥也。甘遂者，下藥也。若汗下當，則吉；汗下不當，則凶。其應如影隨形，如響應聲。況桂枝下咽，陽盛則斃；承氣入胃，陰盛以亡。桂枝湯者，發汗藥也。承氣湯者，下藥也。金匱玉函曰：不當汗而強與汗之者，令人奪其津液，枯槁而死；不當下而強與下之者，令人開腸洞泄，便溺不禁而死。死生之要，在乎須臾，視身之盡，不暇計日。投湯不當，則災禍立見，豈暇計其日數哉。此陰陽虛實之交錯，其候至微；發汗吐下之相反其禍至速。而醫術淺狹。懵然不知病源。為治乃悮。使病者殞歿。自謂其分。至今寃魂塞於冥路。死屍盈於曠野。仁者鑒此。豈不痛歟。凡兩感病俱作。治有先後。發表攻裏。本自不同。而執迷妄意者。乃云神丹甘遂。合而飲之。且解其表。又除其裏。言巧似是。其理實違。夫智者之舉錯也。常審以慎。愚者之動作也。必果而速。安危之變。豈可詭哉。世上之士。但務彼翕習之榮。而莫見此傾危之敗。惟明者居然能護其本。近取諸身。夫何遠之有焉。兩感病俱作。欲成不治之疾。醫者大宜消息。審其先後。次第而治之。若妄意攻治。以求速效者。必致傾危之敗。凡發汗。溫暖湯藥。其方雖言日三服。若病劇不解。當促其間。可半日中盡三服。若與病相阻。即便有所覺。重病者。一日一夜。當晬時觀之。如服一劑。病證猶在。故當復作本湯服之。至有不肯汗出。服三劑乃解。若汗不出者。死病也。（發汗藥須溫暖服者。易為發散也。日三服者。藥勢續也。病勢稍重。當促急服之。以折盛熱。不可拘于本方。設藥病不相對。湯入即便知之。如陰多者。投以凉藥。即寒逆隨生。陽多者。飲以溫劑。則熱毒即起。是便有所覺。晬時者。周時也。一日一夜。服湯藥盡劑。更看其傳。如病證猶在。當復作本湯。以發其汗。若服三劑不解。汗不出者。邪氣太甚。湯不能勝。必成大疾。千金曰。熱病脉躁盛而不得汗者。此陽脉之極也。死。）

凡得時氣病。至五六日而渴欲飲水。飲不能多。不當與也。何者。以腹中熱尚少。不能消之。便更與人作病也。至七八日大渴欲飲水者。猶當依證與之。與之常令不足。勿極意也。言能飲一斗。與五升。若飲而腹滿。小便不利。若喘若噦。不可與之。忽然大汗出。是為自愈也。

熱在上焦。則為消渴。言熱消津液。而上焦乾燥。則生渴也。大熱則能消水。熱少不能消之。若強飲。則停飲變為諸病。至七八日。陽勝氣溫。向解之時。多生大渴也。亦須少少與之。以潤胃氣。不可極意飲也。若飲而腹滿。小便不利。若喘若噦者。為水飲內停而不散。不可更與之。忽然陽氣通。水氣散。宜發于外。作大汗而解。

凡得病反能飲水。此為欲愈之病。其不曉病者。但聞病飲水自愈。小渴者。乃強與飲之。因成其禍。不可復數。

小渴者。為腹中熱少。若強與水。水飲不消。復為諸飲病也。

凡得病。厥脈動數。服湯藥更遲。

脉浮大䐓小。初躁後静。此皆愈證也。動數之脉。邪入在陽也。湯入而變遲者。陽邪愈也。浮大之脉。邪在表也。而復䐓小者。表邪散也。病初躁亂者。邪所煩也。湯入而安静者。藥勝病也。是皆為愈證。

凡治温病。可刺五十九穴。五十九穴者。以寫諸經之温熱。鍼經曰。熱病取之諸陽五十九穴。刺以寫其熱。而出其汗。實其陰而補其不足。所謂五十九刺。兩手内外側各三。凡十二痏。五指間各一。凡八痏。足亦如是。頭入髮際一寸旁三分各三。凡六痏。更入髮三寸邊五。凡十痏。耳前後口下各一。項中一穴。凡六痏。巔上一。顖會一。髮際一。廉泉一。風池二。天柱二。又内經曰。熱俞五十九。頭上五行行五者。以寫諸陽之熱逆也。大杼。膺俞。缺盆。背俞。此八者。以寫胸中之熱。氣衝。三里。巨虚上下廉。此八者。以寫胃中之熱也。雲門。髃骨。委中。髓空。此八者。以寫四支之熱也。五藏俞旁五。此十者。以寫五藏之熱也。凡此五十九穴者。皆熱之左右也。

又身之穴三百六十有五。其三十穴灸之有害。七十九穴，刺之為災，并中髓也。穴有三百六十五，以應一歲。其灸刺之禁，皆肉薄骨解之處，血脉虛少之分，鍼灸并中髓也。脉四損，三日死。平人四息，病人脉一至，名曰四損。脉五損，一日死。平人五息，病人脉一至，名曰五損。脉六損，一時死。平人六息，病人脉一至，名曰六損。四藏氣絶者，脉四損。五藏氣絶者，脉五損。五藏六府俱絶者，脉六損。脉盛身寒，得之傷寒；脉虛身熱，得之傷暑。内經曰：脉者，血之府也。脉實血實，脉虛血虛。寒則傷血，邪并於血，則血盛而氣虛，故傷寒者，脉盛而身寒。熱則傷氣，邪并於氣，則氣盛而血虛，故傷暑者，脉虛而身熱。脉陰陽俱盛，大汗出，不解者，死。脉陰陽俱盛，當汗出而解；若汗出不解，則邪氣内勝，正氣外脱，故死。内經曰：汗出而脉尚躁盛者死。千金曰：熱病已得汗，脉尚躁盛，此陽脉之極也，死。脉陰陽俱虛。熱不止者死。脈陰陽俱虛者，真氣弱也；熱不止者，邪氣勝也。內經曰：病溫虛甚者死。脈至乍踈乍數者死。謂天真榮衛之氣斷絕也。脈至如轉索者，其日死。為緊急而不軟，是中無胃氣，故不出其日而死。譫言妄語，身微熱，脈浮大，手足溫者生。逆冷，脈沉細者，不過一日死矣。譫言妄語，陽病也；身微熱，脈浮大，手足溫，為脈病相應；若身逆冷，脈沉細，為陽病見陰脈，脈病不相應，故不過一日而死。難經曰：脈不應病，病不應脈，是為死病。此以前是傷寒熱病證候也。

辨痓濕暍脈證第四

傷寒所致太陽痓濕暍三種，宜應別論，以為與傷寒相似，故此見之。痓當作痙，傳寫之誤也。痓者，惡也，非強也。內經曰：肺移熱於腎，傳為柔痓。柔為筋柔而無力。痓謂骨痓而不隨。痓者強也。千金以強直為痓。經曰：頸項強急，口噤，背反張者痙，即是觀之，痓為痙字明矣。

太陽病，發熱無汗，反惡寒者，名曰剛痓。〔一〕

千金曰：太陽中風，重感寒濕則變痓。太陽病發熱無汗，為表實，則不當惡寒，今反惡寒者，則太陽中風，重感於寒，為痓病也。以表實感寒，故名剛痓。

太陽病，發熱汗出，不惡寒者，名曰柔痓。〔二〕

太陽病發熱汗出，為表虛，則當惡寒，其不惡寒者，為陽明病。今發熱汗出而不惡寒者，非陽明證，則是太陽中風，重感於濕，為柔痓也。表虛感濕，故曰柔痓。

太陽病，發熱，脉沉而細者，名曰痓。〔三〕

太陽主表，太陽病發熱為表病，脉當浮大，今脉反沉細，既不愈，則太陽中風，重感于濕而為痓也。金匱要略曰：太陽病，其證備，身體強几几然，脉反沉遲，此為痓，括蔞桂枝湯主之。

太陽病，發汗太多，因致痓。〔四〕

太陽病發汗太多，則亡陽。內經曰：陽氣者，精則養神，柔則養筋。陽微不能養筋則筋脉緊急而成痓也。

病身熱，足寒，頸項強急，惡寒，時頭熱，面赤，目脉赤，獨頭面（一本無面字）搖，卒口噤，背反張者，痓病也。〔五〕

太陽中風，為純中風也；太陽傷寒，為純傷寒也，皆不作痓。惟是太陽中風，重感寒濕，乃變為痓也。身熱足寒者，寒濕傷下也。時頭熱，面赤，目脉赤，風傷于上也。頭搖者，風主動也。獨頭搖者，頭為諸陽之會，風傷陽也。若純傷風者，身亦為之動搖，手足為之搐搦。此者內挾寒濕，故頭搖也。口噤者，寒主急也。卒口噤者，不常噤也，有時而緩。若風寒相搏，則口噤而不時開。此者加之風濕，故卒口噤也。足太陽之脉，起於目內眥，上額交巔上；其支別者，從巔入絡腦，還出別下項，循肩髆內，夾脊抵腰中，下貫臀，以下至足。風寒客於經中，則筋脉拘急，故頸項強急而背反張也。

太陽病，關節疼痛而煩，脉沉而細者，此名濕痺。濕痺之候，其人小便不利，大便反快，但當利其小便。〔二〕金匱要畧曰。霧傷皮腠。濕流關節。疼痛而煩者。濕氣內流也。濕。同水也。脉沉而細者。水性趣下也。痺。痛也。因其關節煩疼。而名曰濕痺。非脚氣之痺也。內經曰。濕勝則濡泄。小便不利。大便反快者。濕氣內勝也。但當利其小便。以宣泄腹中濕氣。古云。治濕之病。不利小便。非其治也。

濕家之為病。一身盡疼。發熱。身色如似熏黃。〔二〕

身黃如橘子色者。陽明瘀熱也。此身色如似熏黃。即非陽明瘀熱。身黃發熱者。梔子蘗皮湯主之。為表裏有熱。則身不疼痛。此一身盡疼。非傷寒客熱也。知濕邪在經而使之。脾惡濕。濕傷。則脾病而色見。是以身發黃者。為其黃如烟熏。非正黃色也。

濕家。其人但頭汗出。背強。欲得被覆向火。若下之早。則噦。胷滿。小便不利。舌上如胎者。以丹田有熱。胷中有寒。渴欲得水而不能飲。則口燥煩也。〔三〕

濕家有風濕。有寒濕。此寒濕相搏者也。濕勝則多汗。傷寒。則無汗。寒濕相搏。雖有汗而不能周身，故但頭汗出也。背，陽也；腹，陰也。太陽之脉夾脊抵腰，太陽客寒濕，表氣不利而背強也。裏有邪者，外不惡寒；表有邪者，則惡寒。欲得被覆向火者，寒濕在表而惡寒也。若下之早，則傷動胃氣，損其津液，故致噦而胷滿，小便不利。下後裏虛，上焦陽氣因虛而陷於下焦，爲丹田有熱，表中寒乘而入於胷中，爲胷上有寒，使舌上生白胎滑也。藏燥則欲飲水，以胷上客寒濕，故不能飲，而但口燥煩也。

濕家下之，額上汗出，微喘，小便利者死；若下利不止者，亦死。四

濕家發汗則愈。《金匱要畧》曰：濕家身煩疼，可與麻黄加朮四兩發其汗爲宜。若妄下，則大逆。額上汗出而微喘者，乃陽氣上逆也。小便自利或下利者，陰氣下流也。陰陽相離，故云死矣。《内經》曰：陰陽離訣，精氣乃絶。

問曰：風濕相搏，一身盡疼痛，法當汗出而解，值天陰雨不止，醫云此可發汗，汗之病不愈者，何也？荅曰：發其汗，汗大出者，但風

氣去濕氣在是故不愈也若治風濕者發其汗但微微似欲汗出者風濕俱去也值天陰雨不止明其濕勝也內經曰陽受風氣陰受濕氣又曰傷於風者上先受之傷於濕者下先受之風濕相搏則風在外而濕在內汗大出者其氣暴暴則外邪出而裏邪不能出故風去而濕在汗微微而出者其氣緩緩則內外之邪皆出故風濕俱去也

濕家病身上疼痛發熱面黃而喘頭痛鼻塞而煩其脉大自能飲食腹中和無病病在頭中寒濕故鼻塞內藥鼻中則愈〔五〕病有淺深證有中外此則濕氣淺者也何以言之濕家不云關節煩疼而云身上疼痛是濕氣不流關節而外客肌表也不云發熱身似熏黃復云發熱面黃而喘是濕不干於脾而薄於上焦也陰受濕氣則濕邪為深今頭痛鼻塞而煩是濕客於陽而不客於陰也濕家之脉當沉細為濕氣內流脉大者陽也則濕不內流而

外在表也。又以自能飲食，胸腹別無滿痞，爲腹中和無病。知其濕氣微淺，内藥鼻中，以宣泄頭中寒濕。

病者一身盡疼，發熱，日晡所劇者，此名風濕。此病傷于汗出當風，或久傷取冷所致也。〔六〕

一身盡疼者，濕也。發熱日晡所劇者，風也。若汗出當風而得之者，則先客濕而後感風；若久傷取冷得之者，則先傷風而後中濕。可與麻黄杏仁薏苡仁甘草湯。見金匱要畧中。

太陽中熱者，暍是也。其人汗出惡寒，身熱而渴也。〔二〕

汗出惡寒，身熱而不渴者，中風也。汗出惡寒，身熱而渴者，中暍也。白虎加人參湯主之。見金匱要畧中方。

太陽中暍者，身熱疼重而脉微弱，此亦夏月傷冷水，水行皮中所致也。〔三〕

經曰：脉虛身熱，得之傷暑。身熱脉微弱者，暍也。身體疼重者，水也。夏時暑熱，以水灌洗而得之。一物瓜蒂散主之。見金匱要畧中方。

太陽中暍者，發熱惡寒

身重而疼痛。其脈弦細芤遲。小便已。洒洒然毛聳。手足逆冷。小有勞身即熱。口開前板齒燥。若發汗。則惡寒甚。加溫針。則發熱甚。數下之。則淋甚。〔三〕病有在表。有在裏者。有表裏俱病者。此則表裏俱病者也。發熱惡寒。身重疼痛者。表中暍也。脈弦細芤遲者。中暑脈虛也。小便已。洒洒然毛聳。手足逆冷者。太陽經氣不足也。小有勞。身即熱者。謂勞動其陽而暍即發也。口開前板齒燥者。重有熱也。內經曰。因於暑汗。煩則喘喝。口開。謂喘喝也。以喘喝不止。故前板齒乾燥。若發汗以去表邪。則外虛陽氣。故惡寒甚。若以溫針助陽。則火熱內攻。故發熱甚。若下之以除裏熱。則內虛而膀胱燥。故淋甚。

辨太陽病脈證并治法上第五

太陽之為病。脈浮。頭項強痛而惡寒。經曰。尺寸俱浮者。太陽受病。太陽主表。為諸陽主氣。脉浮頭項強痛而惡寒者。太陽表病也。

太陽病。發熱。汗出。惡風。脉緩者。名為中風。風。陽也。寒。陰也。風則傷衞。發熱汗出惡風者。衞中風。榮病發熱無汗。不惡風而惡寒。衞病則發熱汗出。不惡寒而惡風。以衞為陽。衞外者也。病則不能衞固其外。而皮腠踈。故汗出而惡風也。傷寒脉緊。傷風脉緩者。寒性勁急。而風性解緩故也。

太陽病。或已發熱。或未發熱。必惡寒。體痛。嘔逆。脉陰陽俱緊者。名曰傷寒。經曰。凡傷於寒。則為病熱。為寒氣客於經中。陽經怫結而成熱也。中風即發熱者。風為陽也。及傷寒。云或已發熱。或未發熱。以寒為陰邪。不能即熱。鬱而方變熱也。風則傷衞。寒則傷榮。衞虛者惡風。榮虛者惡寒。榮傷寒者。必惡寒也。氣病者則麻。血病者則痛。風令氣緩。寒令氣逆。體痛嘔逆者。榮中寒也。經曰。脉盛身寒。得之傷寒。脉陰陽俱緊者。知其傷寒也。

傷寒一日。太陽受之。脉若靜者。為不傳。頗欲吐。若燥煩脉數急者。為傳也。太陽主表。一日則太陽受邪。至二日。當傳陽明。若脉氣微而不傳。陽明胃經受邪。則喜吐。寒邪傳裏者。則變熱。如頗欲吐。若煩燥脉急數者。為太陽寒邪變熱。傳於陽明也。傷寒二三日。陽明少陽證不見者。為不傳也。傷寒二三日無陽明少陽證。知邪不傳。止在太陽經中也。太陽病。發熱而渴。不惡寒者。為溫病。發熱而渴。不惡寒者。陽明也。此太陽受邪。知為溫病。非傷寒也。積溫成熱。所以發熱而渴不惡寒也。若發汗已。身灼熱者。名曰風溫。風溫為病。脉陰陽俱浮。自汗出。身重。多眠睡。鼻息必鼾。語言難出。若被下者。小便不利。直視失溲。若被火者。微發黃色。劇則如驚癇。時瘛瘲。若火熏之。一逆尚引日。再逆促命期。傷寒發汗已。則身涼。若發汗已。身灼熱者。

非傷寒。為風溫也。風傷於上。而陽受風氣。風與溫相合。則傷衛。脉陰陽俱浮。自汗出者。衛受邪也。衛者氣也。風則傷衛。溫則傷氣。身重多眠睡者。衛受風溫而氣昏也。鼻息必鼾。語言難出者。風溫外甚而氣擁不利也。若被下者。則傷藏氣。太陽膀胱經也。內經曰。膀胱不利為癃。不約為遺溺。癃者。小便不利也。太陽之脉。起目內眥。內經曰。瞳子高者。太陽不足。戴眼者。太陽以絕。小便不利。直視失溲。為下後。竭津液。損藏氣。風溫外勝。經曰。欲絕也。為難治。若被火者。則火助風溫成熱。微者。熱瘀而發黄。劇者。熱甚生風。如驚癇而時瘈瘲也。先曾被火為一逆。若更以火熏之。是再逆也。一逆尚猶延引時日。而不愈。其再逆者。必致危殆。故云促命期。

病有發熱惡寒者。發於陽也。無熱惡寒者。發於陰也。發於陽者。七日愈。發於陰者。六日愈。以陽數七。陰數六。故也。

陽為熱也。陰為寒也。發熱而惡寒。寒傷陽也。無熱而惡寒。寒傷陰也。陽法火。陰法水。火成數七。水成數六。陽病七日愈者。火數足也。陰病六日愈者。水數足也。

太陽病。頭痛至七日巳上自愈者。以行其經盡故也。若欲作再經者。鍼足陽明。使經不傳則愈。傷寒自一日至六日。傳三陽三陰經盡。至七日當愈。經曰。七日太陽病衰。頭痛少愈。若七日不愈。則太陽之邪。再傳陽明。鍼足陽明。為迎而奪之。使經不傳則愈。

太陽病。欲解時。從巳至未上。巳為正陽。則陽氣得以復也。始於太陽。終於厥陰。六經各以三時為解。而太陽從巳至未。陽明從申至戌。少陽從寅至辰。至於太陰。從亥至丑。少陰從子至寅。厥陰從丑至卯者。以陽行也速。陰行也緩。陽主於晝。陰主於夜。陽三經解時。從寅至戌。以陽道常饒也。陰三經解時。從亥至卯。以陰道常乏也。內經曰。陽中之太陽。通於夏氣。則巳午未。太陽乘王也。

風家。表解而不了了者。十二日愈。中風家。發汗解後。未全快暢者。十二日大邪皆去。六經悉和。則愈。

病人身大熱。反欲得近衣者。熱

在皮膚。寒在骨髓也。身大寒。反不欲近衣者。寒在皮膚。熱在骨髓也。皮膚言淺。骨髓言深。皮膚言外。骨髓言內。身熱欲得衣者。表熱裏寒也。身寒不欲衣者。表寒裏熱也。

太陽中風。陽浮而陰弱。陽浮者。熱自發。陰弱者。汗自出。嗇嗇惡寒。淅淅惡風。翕翕發熱。鼻鳴乾嘔者。桂枝湯主之。[上三]

陽以候衛。陰以候榮。陽脉浮者。衛中風也。陰脉弱者。榮氣弱也。風并於衛。則衛實而榮虛。故發熱汗自出也。經曰。太陽病發熱汗出者。此為榮弱衛強者是也。嗇嗇者。不足也。惡寒之貌也。淅淅者。洒淅也。惡風之貌也。衛虛則惡風。榮虛則惡寒。榮弱衛強。惡寒復惡風者。以自汗出。則皮膚緩。腠理踈。是亦惡風也。翕翕者。熇熇然而熱也。若合羽所覆。言熱在表也。鼻鳴乾嘔者。風擁而氣逆也。與桂枝湯。和榮衛而散風邪也。

桂枝湯方

桂枝叁两，去皮。味辛熱　芍藥叁两。味苦酸微寒　甘草貳两，炙。味甘平　生薑叁两，切。味辛温　大棗拾貳枚，擘。味甘温

內經曰：辛甘發散為陽。桂枝湯，辛甘之劑也，所以發散風邪。內經曰：風淫所勝，平以辛，佐以苦甘，以甘緩之，以酸收之。是以桂枝為主，芍藥甘草為佐也。內經曰：風淫於內，以甘緩之，以辛散之。是以生薑大棗為使也。

右伍味，㕮咀，以水柒升，微火煑取叁升，去滓，適寒温，服壹升。服已，須臾歠熱稀粥壹升餘，以助藥力。温覆令壹時許，遍身漐漐微似有汗者益佳。不可令如水流漓，病必不除。若壹服汗出病差，停後服，不必盡劑。若不汗，更服依前法。又不

汗後服小促役其間半日許令叁服盡若病重者壹日壹夜服周時觀之服壹劑盡病證猶在者更作服若汗不出者乃服至貳叁劑禁生冷粘滑肉麵五辛酒酪臭惡等物

太陽病頭痛發熱汗出惡風者桂枝湯主之[二]頭痛者太陽也發熱汗出惡風者中風也與桂枝湯解散風邪

太陽病項背強几几反汗出惡風者桂枝加葛根湯主之[三]几几者伸頸之貌也動則伸頸搖身而行項背強者動則如之項背几几者當無汗反汗出惡風者中風表虛也與桂枝湯以和表加麻黃葛根以祛風且麻黃主表實後葛根湯證云太陽病項背強几几無汗惡風葛根湯主之藥味正與此方同其無汗者當用麻黃今自汗出恐不加麻黃但加葛根也

太陽病

下之後，其氣上衝者，可與桂枝湯方。用前法。若不上衝者，不可與之。〔四〕太陽病屬表，而反下之，則虚其裏。邪欲乘虚傳裏，若氣上衝者，裏不受邪，而氣逆上與邪爭也，則邪仍在表，故當復與桂枝湯解外。其氣不上衝者，裏虚不能與邪爭，邪氣已傳裏也，故不可更與桂枝湯攻表。

太陽病三日，已發汗，若吐，若下，若温針，仍不解者，此為壞病，桂枝不中與也。觀其脉證，知犯何逆，隨證治之。太陽病三日中，曾經發汗、吐下、温針，虚其正氣，病仍不解者，謂之壞病，言為醫所壞病也。不可復與桂枝湯，審觀脉證，知犯何逆而治之，逆者隨所逆而救之。桂枝本為解肌，若其人脉浮緊，發熱，汗不出者，不可與也。常須識此，勿令誤也。〔五〕脉浮、發熱、汗出惡風者，中風也，可與桂枝湯解肌。脉浮緊、發熱、不汗出者，傷寒也，可與麻黄湯。常須識此，勿妄治也。若酒客病，不可與桂枝湯，得湯則嘔，以酒客不喜甘故也。酒客内熱，喜辛而惡甘，桂枝湯甘，酒客得之，則中滿而嘔。

喘家作桂枝湯，加厚朴杏子佳。[六]太陽病，為諸陽主氣，風甚氣擁，則生喘也。與桂枝湯以散風，加厚朴杏仁以降氣。

凡服桂枝湯吐者，其後必吐膿血也。内熱者，服桂枝湯則吐，如酒客之類也。既亡津液，又為熱所搏，其後必吐膿血。吐膿血，謂之肺瘻，金匱要畧曰：熱在上焦為肺瘻。謂或從汗，或從嘔吐，重亡津液，故得之。

太陽病，發汗，遂漏不止，其人惡風，小便難，四支微急，難以屈伸者，桂枝加附子湯主之。[七]太陽病，因發汗，遂汗漏不止而惡風者，為陽氣不足。因發汗，陽氣益虛，而皮腠不固也。内經曰：膀胱者，州都之官，津液藏焉，氣化則出。小便難者，汗出亡津液，陽氣虛弱，不能施化。四肢者，諸陽之本也。四肢微急，難以屈伸者，亡陽而脫液也。針經曰液脱者，骨屬屈伸不利。與桂枝加附子湯，以溫經復陽。

太陽病，下之後，脉促胷滿者，桂枝去芍藥湯主之。〔八〕若微惡寒者，去芍藥，方中加附子湯主之。〔九〕

脉来數，時一止，復来者，名曰促。促為陽盛，則不因下後而脉促者也。此下後脉促，不得為陽盛也。太陽病下之，其脉促，不結胷者，此為欲解。此下後脉促而復胷滿，則不得為欲解，由下後陽虚，表邪漸入而客於胷中也。與桂枝湯以散客邪，通行陽氣。芍藥益陰，陽虚者非所宜，故去之。陽氣已虚，若更加之微寒，則必當温劑以散之，故加附子。

太陽病，得之八九日，如瘧狀，發熱惡寒，熱多寒少，其人不嘔，清便欲自可，一日二三度發。脉微緩者，為欲愈也。脉微而惡寒者，此陰陽俱虚，不可更發汗、更下、更吐也。面色反有熱色者，未欲解也，以其不

能得小汗出。身必痒，宜桂枝麻黄各半湯。[十]

傷寒八九日，則邪傳再經，又遍三陽，欲傳三陰之時也。傳經次第，則三日傳遍三陽，至四日陽去入陰，不入陰者，為欲解；其傳陰經，第六日傳遍三陰，為傳經盡而當解。其不解傳為再經者，至九日又遍三陽，陽不傳陰則解。如瘧，發作有時也。寒多者為病進，熱多者為病退。經曰：厥少熱多，其病為愈；寒多熱少，陽氣退，故為進也。今雖發熱惡寒，而熱多寒少，為陽氣進，而邪氣少也。裏不和者，嘔而利；今不嘔，清便自調者，裏和也。寒熱間日發者，邪氣深也；日一發者，邪氣復常也；日再發者，邪氣淺也；日二三發者，邪氣微也。內經曰：大則邪至，小則平。言邪甚則脉大，邪少則脉微。今日數多而脉微緩者，是邪氣微緩也，故云欲愈。脉微而惡寒者，表裏俱虛也。陽表也，陰裏也。脉微為裏虛，惡寒為表虛，以表裏俱虛，故不可更發汗、更下、更吐也。陰陽俱虛，則面色青白；反有熱色者，表未解也。熱色為赤色也。得小汗則和，不得汗則不得邪氣外散皮膚而為痒也，與桂枝麻黄各半湯，小發其汗，以除表邪。

太

陽病。初服桂枝湯。反煩。不解者。先刺風池風府。却與桂枝湯。則愈。〔十一〕煩者。熱也。服桂枝湯後。當汗出而身凉和。若反煩不解者。風甚而未能散也。先刺風池風府。以通太陽之經。而泄風氣。却與桂枝湯解散。則愈。

服桂枝湯。大汗出。脉洪大者。與桂枝湯如前法。若形如瘧。日再發者。汗出必解。宜桂枝二麻黄一湯。〔十二〕經曰。如服一劑。病證猶在者。故當復作本湯服之。服桂枝湯。汗出後。脉洪大者。病猶在也。若形如瘧。日再發者。邪氣客於榮衛之間也。與桂枝二麻黄一湯。解散榮衛之邪。

服桂枝湯。大汗出後。大煩渴不解。脉洪大者。白虎加人參湯主之。〔十三〕大汗出。脉洪大而不渴。邪氣猶在表也。可更與桂枝湯。若大汗出。脉洪大而煩渴不解者。表裏有熱。不可更與桂枝湯。可與白虎加人參湯。生津止渴。和表散熱。

太陽病。發熱惡寒。熱

多寒少。脉微弱者。此無陽也。不可發汗。宜桂枝二越婢一湯。【十四】

桂枝二越婢一湯方

桂枝去皮　芍藥　甘草各拾捌銖　生薑壹兩叁錢切　大棗肆枚擘　麻黃拾捌銖去節　石膏貳拾肆銖碎綿裹

胃為十二經之主。脾治水穀。為卑藏若婢。內經曰。脾主為胃行其津液。是湯所以謂之越婢者。以發越脾氣。通行津液。外臺方。一名越脾湯。即此義也。

右柒味。㕮咀。以伍升水。煮麻黃壹貳沸。去上沫。內諸藥。煮取貳升。去滓。溫服壹升。本方當裁為越婢湯。桂枝湯。合飲壹升。今合為一方。桂枝二。

越婢一。

服桂枝湯。或下之。仍頭項強痛。翕翕發熱無汗。心下滿。微痛。小便不利者。桂枝去桂加茯苓白术湯主之。〔十五〕頭項強痛。翕翕發熱。雖經汗下。為邪氣仍在表也。心下滿微痛。小便利者。則欲成結胷。今外證未罷。無汗。小便不利。則心下滿微痛。為停飲也。與桂枝湯以解外。加茯苓白术。利小便。行留飲。

傷寒脉浮。自汗出。小便數。心煩。微惡寒。脚攣急。反與桂枝湯。欲攻其表。此誤也。得之便厥。咽中乾。煩燥。吐逆者。作甘草乾薑湯與之。以復其陽。若厥愈。足溫者。更作芍藥甘草湯與之。其脚即伸。若胃氣不和。讝語者。少與調胃承氣湯。若重發汗。復加燒鍼者。四逆湯主之。〔十六〕脉浮自汗出。小便數而惡寒者。陽氣不足也。心煩脚攣急者。陰氣不足也。陰陽血氣俱虛。則不可發汗。若與桂枝湯攻表。則又損陽氣。故爲誤也。得之便厥。咽中乾。煩燥吐逆者。先作甘草乾薑湯。復其陽氣。得厥愈足溫。乃與芍藥甘草湯。益其陰血。則脚脛得伸。陰陽雖復。其有胃燥讝語。少與調胃承氣湯。微溏以和其胃。重發汗爲亡陽。加燒針則損陰。内經曰。榮氣微者加燒針。則血不流行。重發汗。復燒針。是陰陽之氣太虛。四逆湯以復陰陽之氣。

甘草乾薑湯方

甘草肆两炙 味甘平 乾薑貳两炮 味辛熱

内經曰。辛甘發散。爲陽。甘草乾薑相合。以復陽氣。

右㕮咀。以水叁升。煮取壹升伍合。去滓。分溫再服。

芍藥甘草湯方

白芍藥 肆两 苦酸微寒　甘草 肆两炙 甘平

芍藥白補而赤瀉，白收而赤散也。酸以收之，甘以緩之，酸甘相合，用補陰血。

右貳味，㕮咀，以水叁升，煮取壹升半，去滓，分温再服之。

調胃承氣湯方

大黄 肆两去皮 清酒浸　甘草 貳两炙 味甘平　芒消 半升 味鹹苦大寒

内經曰：熱淫於内，治以鹹寒，佐以苦甘。芒消鹹寒以除熱，大黄苦寒以蕩實，甘草甘平，助二物推陳而緩中。

右叁味，㕮咀。以水叁升，煮取壹升。去滓。内芒消。更上火，微煮令沸。少少温服之。

四逆湯方

甘草貳兩，炙，味甘平　乾薑壹兩半，味辛熱　附子壹枚，生用，去皮，破，捌片，辛大熱

内經曰：寒淫於内，治以甘熱。又曰：寒淫所勝，平以辛熱。甘草、薑、附相合，為甘辛大熱之劑，乃可發散陰陽之氣。

右叁味，㕮咀。以水叁升，煮取壹升貳合，去滓，分温再服。强人可大附子壹枚，乾薑叁兩。

問曰證象陽旦按法治之而增劇厥逆咽中乾兩脛拘急而讝語師曰言夜半手足當溫兩脚當伸後如師言何以知此荅曰寸口脈浮而大浮則爲風大則爲虛風則生微熱虛則兩脛攣病證象桂枝因加附子參其間增桂令汗出附子溫經亡陽故也厥逆咽中乾煩燥陽明内結讝語煩亂更飲甘草乾薑湯夜半陽氣還兩足當熱脛尚微拘急重與芍藥甘草湯爾乃脛伸以承氣湯微溏則止其讝語故知病可愈陽旦桂枝湯別名也前證脈微自汗出小便數心煩微惡寒脚攣急與桂枝湯證相似是證象陽旦也與桂枝湯而增劇得寸口脈浮大浮爲風邪大爲血虛

即與桂枝湯。加附子。溫經以補虛。增桂。令汗出以祛風。其有治之之逆。而增厥者。與甘草乾薑湯。陽復而足溫。更與芍藥甘草湯。陰和而脛伸。表邪已解。陰陽已復。而有陽明內結。讝語煩亂。少與調胃承氣湯。微溏泄。以和其胃。則陰陽之氣皆和。內外之邪悉去。故知病可愈。

釋音

清涼上七正切　疫音役　忿孚吻切　疹之忍切癮疹也　飱泄上音孫下音薛

顖音信　痎音皆瘧也　齃頞上音拙面骨也下音遏鼻也　逮音代及也　砭悲廉切石針也　焫如劣切

中病上音衆　之長音掌　嗌音益咽也　沓徒合切

俱見音現　嚏丁計切　瘳音抽病愈也　痼音固　迄許訖切至也　狹懵上户甲切下莫孔切

殞羽粉切　晬祖對切周歲也　痏羽軌切　膺於陵切胷也

髃音偶又音虞肩前也　痓充至切惡也一日風病　暍音謁傷暑也　痙巨井切強

急也　几几音殊短羽鳥飛几几也　攣力全切　内藥上音納　脯布胡切

洒蘇狠切驚貌　惡寒上烏路切　怫音佛　鼾音汗卧息也　癃音隆　淅思歷

切　熇許酷切熱也　歘昌悅切　漐直立切汗出貌　脛胡定切

註解傷寒論卷第三　仲景全書第十三

漢　長沙守　張仲景　述
晉　太醫令　王叔和　撰次
宋　聊攝人　成無巳　註解
明　虞山人　趙開美　校句

辨太陽病脉證并治中第六

太陽病。項背強几几。無汗。惡風。葛根湯主之。[一] 太陽病。項背強。几几汗出惡風者。中風表虛也。項背強几几無汗惡風者。中風表實也。表虛。宜解肌。表實宜發汗。是以葛根湯發之也。

葛根湯方

葛根肆两　麻黄叁两，去節　桂貳两，去皮　芍藥貳两，切　甘草貳两，炙　生薑叁两，切　大棗拾貳枚，擘

本草云：輕可去實。麻黄、葛根之屬是也。此以中風表實，故加二物於桂枝湯中也。

右七味，㕮咀，以水壹斗，先煑麻黄、葛根，減貳升，去沫，内諸藥，煑取叁升，去滓，温服壹升，覆取微似汗，不須啜粥，餘如桂枝法將息及禁忌。

太陽與陽明合病者，必自下利，葛根湯主之。〔三〕

傷寒有合病，有併病。本太陽病不解，併于陽明者，謂之併病。二經俱受邪，相合病者，謂之合病。合病者，邪氣甚也。太陽陽明合病者，與太陽少陽合病、陽明少陽合病，皆言必自下利者，以邪氣併於陰，則陰實而陽虛；邪氣併於陽，則陽實而陰虛。寒邪氣甚，客于二陽，二陽方外實而不主裏，則裏氣虛，故必

下利與葛根湯。以散經中甚邪。太陽與陽明合病。不下利但嘔者。葛根加半夏湯主之。〔三〕邪氣外甚。陽不主裏。裏氣不和。氣下而不上者。但下利而不嘔。裏氣上逆而不下者。但嘔而不下利。與葛根湯以散其邪。加半夏以下逆氣。

葛根加半夏湯方

葛根肆兩　麻黃叁兩。去節湯泡去黃汁焙乾秤　生薑叁兩切

甘草貳兩炙　芍藥貳兩　桂枝貳兩去皮

大棗拾貳枚擘　半夏半升洗

右捌味。以水壹斗。先煑葛根麻黃。減貳升。去白沫。內諸藥。煑取叁升。去滓。溫服壹升。覆取微似汗。

太陽病。桂枝證。醫反下之。利遂不止。脉促者。表未解也。喘而汗出者。葛根黄連黄芩湯主之。〔四〕

經曰不宜下而便攻之。內虛熱入。協熱遂利。桂枝證者。邪在表也。而反下之。虛其腸胃。為熱所乘。遂利不止。邪在表。則見陽脉。邪在裏。則見陰脉。下利脉微遲。邪在裏也。促為陽盛。雖下利而脉促者。知表未解也。病有汗出而喘者。為自汗出而喘也。即邪氣外甚所致。喘而汗出者。為因喘而汗出也。即裏熱氣逆所致。與葛根黄芩黄連湯散表邪。除裏熱。

葛根黄芩黄連湯方

葛根半斤　甘草貳两，炙，味甘平　黄芩貳两，味苦寒

黄連叁两，味苦寒

內經曰。甘發散為陽。表未解者。散以葛根甘草之甘。苦以堅裏。氣弱者。堅以黄芩黄連。

右肆味。以水捌升。先煑葛根减貳升。内諸藥。煑取貳升。去滓。分温再服。

太陽病。頭痛發熱。身疼腰痛。骨節疼痛。惡風。無汗而喘者。麻黄湯主之。[五]

此太陽傷寒也。寒則傷榮。頭痛身疼腰痛。以至牽連骨節疼痛者。太陽經榮血不利也。内經曰。風寒客于人。使人毫毛畢直。皮膚閉而為熱者。寒在表也。風并於衛。衛實而榮虚者。自汗出而惡風寒也。寒并于榮。榮實而衛虚者。無汗而惡風也。以榮強衛弱。故氣逆而喘。與麻黄湯以發其汗。

麻黄湯方

麻黄 叁兩味甘温去節　桂枝 貳兩去皮味辛熱

甘草 壹兩炙味甘平　杏仁 柒拾箇湯去皮尖味辛温

內經曰：寒淫于內，治以甘熱，佐以苦辛。麻黄、甘草開肌發汗，桂枝、杏仁散寒下氣。

右肆味，以水玖升，先煮麻黄，減貳升，去上沫，內諸藥，煮取貳升半，去滓，温服捌合，覆取微似汗，不須啜粥，餘如桂枝法將息。

太陽與陽明合病，喘而胷滿者，不可下，宜麻黄湯主之。[六]

陽受氣于胷中，喘而胷滿者，陽氣不宜發，壅而逆也。心下滿、腹滿，皆為實，當下之。此以為胷滿，非裏實，故不可下。雖有陽明，然與太陽合病，為屬表，是與麻黄湯發汗。

太陽病，十日以去，脉浮細而嗜卧者，外已解也。設胷滿脇痛者，與小柴胡湯。脉但浮者，與麻黄湯。[七]

十日以去，向解之時也。脉浮細而嗜卧者，表邪已罷也。病雖已利解之，若脉但浮而不細者，則邪氣但在表也，與麻黄湯發散之。

太陽中風，脉浮緊，發熱惡寒，身疼痛，不汗出而煩躁者，大青龍湯主之。[八]若脉微弱，汗出惡風者，不可服。服之則厥逆，筋惕肉瞤，此為逆也。

此中風見寒脉也。浮則為風，風則傷衛；緊則為寒，寒則傷榮。榮衛俱病，故發熱惡寒，身疼痛也。風并于衛者，為榮弱衛強；寒并于榮者，為榮強衛弱。今風寒兩傷，則榮衛俱實，故不汗出而煩躁也。與大青龍湯發汗，以除榮衛風寒。若脉微弱，汗出惡風者，為榮衛俱虛，反服青龍湯，則必亡陽，故生厥逆，筋惕肉瞤，此治之逆也。

大青龍湯方

麻黄陸两，去節，味温甘　桂枝貳两，去皮，味辛熱　甘草貳两，炙，味甘平

杏仁肆拾箇，去皮尖，味苦甘温　生薑叁两，切，味辛温

大棗拾貳枚，擘。味甘溫　石膏如雞子大，碎。味甘微寒

辛甘均為發散。然風宜辛散，寒宜甘發汗。辛甘相合。乃能發散榮衛之風寒。麻黃、甘草、石膏、杏仁以發散榮中之寒。桂枝、姜棗以解除衛中之風。

右柒味。以水玖升。先煑麻黃。減貳升。去上沫。內諸藥。煑取叁升。去滓。溫服壹升。取微似汗。汗出多者。溫粉粉之。壹服汗者。停後服。汗多亡陽。遂虛惡風。煩躁不得眠也。

傷寒脉浮緩。身不疼。但重。乍有輕時。無少陰證者。大青龍湯發之。[九]此傷寒見風脉也。傷寒者身疼。此以風勝。故身不疼。中風者身重。此以兼風。故乍有輕時。不久厥吐利。無少陰裏證者。為風寒外甚也。與大青龍湯以發散表中風

寒。

傷寒表不解，心下有水氣，乾嘔，發熱而欬，或渴，或利，或噎，或小便不利，少腹滿，或喘者，小青龍湯主之。[四十]

傷寒表不解，心下有水飲，則水寒相搏，肺寒氣逆，故乾嘔發熱而欬。針經曰：形寒飲冷則傷肺，以其兩寒相感，中外皆傷，故氣逆而上行，此之謂也。與小青龍湯發汗散水。水氣內漬，則所傳不一，故有或為之證，隨證增損以解化之。

小青龍湯方

麻黃三兩，去節。味甘溫　芍藥三兩。味酸微寒　五味子半升。味酸溫

乾薑三兩。味辛熱　甘草三兩，炙。味甘平　細辛三兩。味辛溫

桂枝三兩，去皮。味辛熱　半夏半升，湯洗。味辛微溫

寒邪在表，非甘辛不能散之，麻黃、桂枝、甘草之辛甘，以發散表邪。水停心下而不行，則腎氣燥

内經曰：腎苦燥，急食辛以潤之。乾薑、細辛、半夏之辛，以行水氣而潤腎。欬逆而喘，則肺氣逆。内經曰：肺欲收，急食酸以收之。芍藥、五味子之酸，以收逆氣而安肺。

右捌味，以水壹斗，先煑麻黄，減貳升，去上沫，内諸藥，煑取叁升，去滓，温服壹升。

加減法

若微利者，去麻黄，加蕘花，如雞子，熬令赤色。下利者，不可攻其表，汗出必脹滿。麻黄發其陽，水漬入胃，必作利。蕘花下十二水，水去利則止。

若渴者，去半夏，加栝蔞根三兩。辛燥而苦潤，半夏辛而燥津液，非渴者所宜，故去之。栝蔞味苦而生津液，故加之。

若噎者，去麻黄，加附子一枚，炮。經曰：水得寒氣，冷必相搏，其人即噎。加附子温散水寒。病人有寒，復發汗，胃中冷，必吐蚘。去麻黄，惡發汗。

若小便不利，少腹滿，去麻黄，加茯苓四兩。水畜下焦不行，爲小便不利，少腹滿。麻黄發津液於外，非所宜也。茯苓泄畜水于下，加所當也。

若喘者，去麻黄，加杏

仁半升。去皮尖。金匱要畧曰。其人形腫。故不內麻黄。內杏仁。以麻黄發其陽故也。喘呼形腫。水氣標本之疾。

傷寒心下有水氣。欬而微喘。發熱不渴。服湯已渴者。此寒去欲解也。小青龍湯主之。【十一】欬而微喘者。水寒射肺也。發熱不渴者。表證未罷也。與小青龍湯發表散水。服湯已渴者。裏氣溫。水氣散。為欲解也。

太陽病外證未解。脉浮弱者。當以汗解。宜桂枝湯。【十二】脉浮弱者。榮弱衛強也。

太陽病下之微喘者。表未解故也。桂枝加厚朴杏仁湯主之。【十三】下後大喘。則為裏氣太虛。邪氣傳裏。正氣將脱也。下後微喘。則為裏氣上逆。邪不能傳裏。猶在表也。與桂枝湯以解外。加厚朴杏仁以下逆氣。

太陽病外證未解者。不可下也。下之為逆。欲解外者。宜桂枝湯主之。〔四十四〕經曰：本發汗而復下之，為逆也。若先發汗，治不為逆。

太陽病，先發汗不解，而復下之，脉浮者不愈。浮為在外，而反下之，故令不愈。今脉浮，故知在外，當須解外則愈，宜桂枝湯主之。〔四十五〕經曰：柴胡湯證具，而以他藥下之，柴胡湯證仍在者，復與柴胡湯。此雖巳下之，不為逆，則其類矣。

太陽病，脉浮緊，無汗，發熱，身疼痛，八九日不解，表證仍在，此當發其汗。服藥已微除，其人發煩目瞑，劇者必衄，衄乃解。所以然者，陽氣重故也。麻黃湯主之。〔四十六〕脉浮緊，無汗，發熱，身疼痛，太陽傷寒也。雖至八九日，而表證仍在，亦當發其汗。既服溫暖發散湯藥，雖未作大汗，亦微除也。煩者，身熱也。邪氣不為汗解，鬱而變熱，蒸于經絡，發于肌表，故生熱煩。肝受血而能視，始者氣傷榮，寒既變熱，則血為熱搏肝氣不治，故目瞑也。劇者，熱甚于經，迫血妄行，而為衄，得衄則熱隨血散而解。陽氣重者，熱氣重也。與麻黃湯以解前太陽傷寒之邪也。

太陽病，脉浮緊，發熱，身無汗，自衄者愈。風寒在經，不得汗解，鬱而變熱，衄則熱隨血散，故云自衄者愈。

二陽併病，太陽初得病時，發其汗，汗先出不徹，因轉屬陽明，續自微汗出，不惡寒。若太陽病證不罷者，不可下，下之為逆，如此可小發汗。設面色緣緣正赤者，陽氣怫鬱在表，當解之熏之。若發汗不徹，不足言陽氣怫鬱不得越，當汗不汗，其人躁煩，不知痛處，乍在腹中，乍在四肢，按之不可得，其人短氣，但坐，以汗出不徹故也，更發汗則愈。何以知汗出不徹？以脉濇故知也。太陽病未解，轉併入陽明，而太陽證未罷者，名曰併病。續自微汗出，不惡寒者，為太陽證罷，陽明證具也，法當下之。若太陽證未罷者，為表未解，則不可下，當小發其汗，先解表也。陽明之經循面，色緣緣正赤者，陽氣怫鬱在表也，當解之、熏之，以取其汗。若發汗不徹者，不足言陽氣怫鬱，止是當汗不汗，陽氣不得越散，邪無從出，擁甚于經，故躁煩也。邪循經行，則痛無常處，或在腹中，或在四肢，按之不可得，而短氣。但責以汗出不徹，更發汗則愈。內經曰：諸過者切之，濇者，陽氣有餘，為身熱無汗。是以脉濇，知陽氣擁鬱而汗出不徹。

脉浮數者，法當汗出而愈。若下之，身重心悸者，不可發汗，當自汗出乃解。所以然者，尺中脉微，此裏虛，須表裏實，津液自和，便自汗出愈。經曰：諸脉浮數，當發熱而洒淅惡寒，言邪氣在表也，是當汗出愈。若下之，身重心悸者，損其津液，虛其胃氣。若身重心悸，而尺脉實者，則下後裏虛，邪氣乘虛傳裏也。今尺脉微，身重心悸者，知下後裏虚，津液不足，邪氣不傳裏，但在表也。然以津液不足，則不可發汗。須裏氣實，津液足，便自汗出而愈。

脉浮緊者，法當身疼痛，宜以汗解之。假令尺中遲者，不可發汗。何以知之？然。以榮氣不足，血少故也。（鍼經曰：奪血者無汗。尺脉遲者，為榮血不足，故不可發汗。）

脉浮者，病在表，可發汗，宜麻黄湯。【十七】（浮為輕手得之，以候皮膚之氣。内經曰：其在皮者，汗而發之。）

脉浮而數者，可發汗，宜麻黄湯。【十八】（浮則傷衛，數則傷榮，榮衛受邪，為病在表，故當汗散。）

病常自汗出者，此為榮氣和。榮氣和者，外不諧，以衛氣不共榮氣和諧故爾。以榮行脉中，衛行脉外，復發其汗，榮衛和則愈。宜桂枝湯。【十九】（風則傷衛，寒則傷榮。衛受風邪而榮不病者，為榮氣和也。衛既客邪，則不能與榮氣和。謂亦不能衛護皮膚。是以常自汗出。與桂枝湯解散風邪。調和榮衛。則愈。

病人藏無他病。時發熱。自汗出而不愈者。此衛氣不和也。先其時發汗。則愈。宜桂枝湯主之。〔五十四〕

藏無他病。裏和也。衛氣不和。表病也。外臺云。裏和表病。汗之則愈。所謂先其時者。先其發熱汗出之時發汗。則愈。

傷寒脉浮緊。不發汗。因致衄者。麻黃湯主之。〔五十五〕

傷寒。脉浮緊。邪在表也。當與麻黃湯發汗。若不發汗。則邪無從出。擁甚于經。迫血妄行。因致衄也。

傷寒不大便六七日。頭痛有熱者。與承氣湯。其小便清者。知不在裏。仍在表也。當須發汗。若頭痛者。必衄。宜桂枝湯。〔五十六〕

不大便。六七日頭痛有熱者。故宜當下。若小便清者。知裏無熱。則不可下。經曰。小便數者。大便必鞕。不更衣十日無所苦也。況此不大便六七日。小便清者。不可責邪在裏。是仍在表也。與桂枝湯以解外。若頭疼不已。為表不罷。鬱甚于經。迫血妄行。止為衄也。傷寒發汗解。半日許。復煩。脉浮數者。可更發汗。宜桂枝湯主之。〔三〕煩者熱也。發汗身涼。為已解。至半日許。身復熱。脉浮數者。邪不盡也。可更發汗。與桂枝湯。

凡病若發汗。若吐。若下。若亡津液。陰陽自和者。必自愈。重亡津液。則不能作汗。必待陰陽自和。乃自愈矣。

大下之後。復發汗。小便不利者。亡津液故也。勿治之。得小便利。必自愈。因亡津液而小便不利者。不可以藥利之。俟津液足。小便利。必自愈也。

下之後。復發汗。必振寒。脉微細。所以然者。以內外俱虛故也。發汗。則表虛而亡陽。下之。則裏虛而亡血。振寒者。陽氣微也。脉微細者。陰血弱。

下之後。復發汗。晝日煩躁。不得眠。夜而安靜。不嘔不渴。無表證脉沉微。身無大熱者。乾薑附子湯主之。〔六十一〕下之虛其裏。汗之虛其表。既下又汗。則表裏俱虛。陽至於晝。陽欲復。虛不勝邪。正邪交爭。故晝日煩燥。不得眠。夜陰為主。陽虛不能與之爭。是夜則安靜。不嘔不渴者。裏無熱也。身無大熱者。表無熱也。又無表證而脉沉微。知陽氣大虛。陰寒氣勝。與乾薑附子湯。退陰復陽。

乾薑附子湯方

乾薑壹兩 味辛熱

附子壹枚 生用去皮破捌片 味辛熱

內經曰。寒淫所勝。平以辛熱。虛寒太甚。是以辛熱劑勝之也。

右貳味。以水叁升。煑取壹升。去滓。頓服。

發汗後。身疼痛。脉沉遲者。桂枝加芍藥生姜各壹兩人參叁兩新加湯主之。〔六十二〕汗後身疼痛。邪氣未盡也。脉沉遲。榮血不足也。經曰：其脉沉者，榮氣微也。又曰：遲者榮氣不足，血少故也。與桂枝湯以解未盡之邪，加芍藥生姜、人參以益不足之血。

發汗後，不可更行桂枝湯，汗出而喘，無大熱者，可與麻黄杏仁甘草石膏湯主之。【三十六】

發汗後喘，當作桂枝加厚朴杏仁湯，汗出則喘愈，今汗出而喘，為邪氣擁甚，桂枝湯不能發散，故不可更行桂枝湯。汗出而喘，有大熱者，内熱氣甚也；無大熱者，表邪必甚也。與麻黄杏仁甘草石膏湯以散其邪。

麻黄杏仁甘草石膏湯方

麻黄肆兩，去節。味甘，温　杏仁伍拾箇，去皮尖。味甘，温

甘草貳兩，炙。味甘，平　石膏半觔，碎，綿裹。味甘，寒

内經曰：肝苦急，急食甘以緩之。風氣通於肝，風邪外甚，故以純甘之劑發之。

右肆味。以水柒升。先煑麻黄減貳升。去上沫。內諸藥。煑取貳升。去滓。温服壹升。本云黄耳柸。

發汗過多。其人叉手自冒心。心下悸。欲得按者。桂枝甘草湯主之。

【註】發汗過多。亡陽也。陽氣受于胷中。胷中陽氣不足。故病叉手自冒心。心下悸。欲得按者。與桂枝甘草湯以調不足之氣。

桂枝甘草湯方

桂枝肆兩（去皮　味辛熱）　甘草貳兩（炙　味甘平）

桂枝之辛。走肺而益氣。甘草之甘。入脾而緩中。

右貳味。以水叁升。煑取壹升。去滓。頓服。

發汗後。其人臍下悸者。欲作奔豚。茯苓桂枝甘草大棗湯主之。[三八]汗者，心之液，發汗後臍下悸者，心氣虛而腎氣發動也。腎之積名曰奔豚。發則從少腹上至心下，為腎氣逆欲上凌心。今臍下悸，為腎氣發動，故云欲作奔豚。與茯苓桂枝甘草大棗湯，以降腎氣。

茯苓桂枝甘草大棗湯方

茯苓半斤味甘平　甘草貳兩炙味甘平　大棗拾伍枚擘味甘平　桂枝肆兩去皮

茯苓以伐腎邪，桂枝能泄奔豚，甘草、大棗之甘，滋助脾土，以平腎氣。煎用甘爛水者，揚之無力，取不助腎氣也。

右肆味，以甘爛水壹斗，先煑茯苓，減貳升，内諸藥，煑取叁升，去滓，溫服壹升，日叁服。作甘爛水法。取水貳斗。置大盆內。以杓揚之。水上有珠子伍陸千顆。相逐取用之。

發汗後腹脹滿者。厚朴生薑甘草半夏人參湯主之。无吐後腹脹與下後腹脹滿。皆為實。言邪氣乘虛入裏為實。發汗後外已解也。腹脹滿。知非裏實。由脾胃津液不足。氣澁不通。壅而為滿。與此湯和脾胃而降氣。

厚朴生薑甘草半夏人參湯方

厚朴半斤去皮炙味苦溫　生薑半斤切味辛溫　半夏半升洗味辛平

人參壹兩味溫　甘草貳兩炙味甘平

內經曰。脾欲緩。急食甘以緩之。用苦泄之。厚朴之苦。以泄腹滿。人參甘草之甘。以益脾胃。半夏生薑之辛。以散滯氣。

右伍味。以水壹斗。煑取叁升。去滓。溫服壹升。日叁服。

傷寒若吐。若下後。心下逆滿。氣上衝胷。起則頭眩。脉沉緊。發汗則動經。身為振振搖者。茯苓桂枝白朮甘草湯主之。〔廿七〕吐下後。裏虛。氣上逆者。心下逆滿。氣上衝胷。表虛陽不足。起則頭眩。脉浮緊。為邪在表。當發汗。脉沉緊。為邪在裏。則不可發汗。發汗則外動經絡。損傷陽氣。陽氣外虛。則不能主持諸脉。身為振振搖也。與此湯以和經益陽。

茯苓桂枝白朮甘草湯方

茯苓肆兩 味甘平　桂枝叁兩去皮 味辛熱　白朮貳兩 味苦甘溫　甘草貳兩炙 味甘平

陽不足者，補之以甘。茯苓、白朮，生津液而益陽也。裏氣逆者，散之以辛。桂枝、甘草，行陽散氣。

右肆味，以水陸升，煑取叁升，去滓，分温叁服。

發汗，病不解，反惡寒者，虚故也。芍藥甘草附子湯主之。[三]

發汗病解，則不惡寒；發汗病不解，表實者，亦不惡寒。今發汗，病且不解，又反惡寒者，榮衛俱虚也。汗出則榮虚，惡寒則衛虚。與芍藥甘草附子湯以補榮衛。

芍藥甘草附子湯方

芍藥叁两　味酸，微寒

甘草叁两，炙　味甘平

附子壹枚，炮，去皮，破捌片　味辛熱

芍藥之酸，收斂津液而益榮；附子之辛熱，固陽氣而補胃；甘草之甘，調和辛酸而安正氣。

右叁味，以水伍升，煑取壹升伍合，去滓，分温服。

疑非仲景意

發汗若下之。病仍不解。煩躁者。茯苓四逆湯主之。

[注]發汗若下。病宜解也。若病仍不解。則發汗外虛陽氣。下之內虛陰氣。陰陽俱虛。邪獨不解。故生煩躁。與茯苓四逆湯以復陰陽之氣。

茯苓四逆湯方

茯苓陸兩　味甘平　人參壹兩　味甘溫　附子壹枚生用去皮破捌片　味辛熱

甘草貳兩炙　味甘平　乾薑壹兩半　味辛熱

四逆湯以補陽。加茯苓人參以益陰。

右伍味。以水伍升。煑取叁升。去滓。溫服柒合。日叁服。

發汗後惡寒者。虛故也。不惡寒。但熱者。實也。當和胃氣。與調胃承氣湯。【三十三】汗出而惡寒者。表虛也。汗出而不惡寒。但熱者。裏實也。經曰。汗出不惡寒者。此表解。裏未和。與調胃承氣湯。和胃氣。

太陽病。發汗後。大汗出。胃中乾。煩躁不得眠。欲得飲水者。少少與飲之。令胃氣和則愈。若脉浮。小便不利。微熱消渴者。與五苓散主之。【三十四】發汗已解。胃中乾。煩躁不得眠。欲飲水者。少少與之。胃氣得潤則愈。若脉浮者。表未解也。飲水多而小便少者。謂之消渴。裏熱甚。實也。微熱消渴者。熱未成實。上焦燥也。與五苓散。生津液。和表裏。

五苓散方

猪苓拾捌銖　味甘平去皮　澤瀉壹兩陸銖半　味酸鹹　茯苓拾捌

銖味甘平　桂半两去皮味辛熱　白术拾捌銖味甘平

淡者一也。口入一而為甘。甘甚而反淡。甘緩而淡滲。猪苓白术茯苓三味之甘。潤虚燥而利津液。鹹味下泄為陰。澤瀉之鹹。以泄伏水。辛甘發散為陽。桂枝之辛甘。以和肌表。

右伍味為末。以白飲和服方寸匕。日叁服。多飲暖水。汗出愈。

發汗已。脉浮數煩渴者。五苓散主之。[七十二]發汗已。脉浮數者。表邪未盡也。煩渴亡津液胃燥也。與五苓散和表潤燥。

傷寒汗出而渴者。五苓散主之。不渴者。茯苓甘草湯主之。[七十三]傷寒汗出而渴者。亡津液胃燥。邪氣漸傳裏也。五苓散以和表裏。若汗出不渴者。邪氣不傳裏。但在表而表虚也。與茯苓甘草湯。和表合衛。

茯苓甘草湯方

茯苓貳兩 味甘平　桂枝貳兩，去皮 味辛熱　生薑叁兩，切 味辛溫　甘草壹兩，炙 味甘平

茯苓甘草之甘，益津而和衛；桂枝生薑之辛，助陽氣而解表。

右肆味，以水肆升，去滓，分溫叁服。

中風發熱，六七日不解而煩，有表裏證，渴欲飲水，水入則吐者，名曰水逆，五苓散主之。〔七十四〕中風發熱，至六七日則當解，若不解，煩者，邪在表也。渴欲飲水，邪傳裏也。裏熱甚，則能飲水，水入則不吐；裏熱少，則不能消水，停積不散，飲而吐水也。以其因水而吐，故名水逆。與五苓散，和表裏，散停飲。

未持脉時，病人手叉自冒心，師因教試令欬而不欬者，此

必兩耳聾無聞也。所以然者，以重發汗，虛故如此。發汗多亡陽，胷中陽氣不足者，病人手叉自冒心。師見外證，知陽氣不足也；又試令欬而不即欬者，耳聾也。知陽氣虛明矣。耳聾者，陽氣虛，精氣不得上通扵耳故也。

發汗後，飲水多，必喘；以水灌之，亦喘。喘，肺疾。飲水多喘者，飲冷傷肺也；以冷水灌洗而喘者，形寒傷肺也。

發汗後，水藥不得入口為逆；若更發汗，必吐下不止。發汗後，水藥不得入口，為之吐逆。發汗亡陽，胃中虛冷也。若更發汗，則愈損陽氣，胃氣大虛，故吐下不止。

發汗吐下後，虛煩不得眠，若劇者，必反覆顛倒，心中懊憹，梔子豉湯主之。［三十六］發汗吐下後，邪熱乘虛客扵胷中，謂之虛煩者，熱也；胷中煩熱，鬱悶而不得發散者是也。熱氣伏扵裏者，則喜睡；今熱氣浮扵上，煩擾陽氣，故不得眠。心惡熱，熱甚則必神昏，是以劇者反覆顛倒而不安，心中懊憹而憒悶。懊憹者。俗謂鶻突是也。内經曰。其高者因而越之。與梔子豉湯以吐胷中之邪。

梔子豉湯方

梔子拾肆枚擘　味苦寒。

香豉肆合綿裹　味苦寒。

酸苦湧泄為陰。苦以湧吐。寒以勝熱。梔子豉湯相合。吐劑宜矣。

右貳味。以水肆升。先煑梔子。得貳升半。内豉煑取壹升半。去滓。分為貳服。温進壹服。得吐者。止後服。

若少氣者。梔子甘草豉湯主之。若嘔者。梔子生薑豉湯主之。少氣者。熱傷氣也。加甘草以益氣。嘔者。熱煩而氣逆也。加生薑以散氣。少氣則氣為熱搏。散而不收者。甘以補之可也。嘔則氣為熱搏。逆而不散者。辛以散之可也。發汗若下之而煩熱，胷中窒者，梔子豉湯主之。[七十七]陽受氣於胷中。發汗若下，使陽氣不足，邪熱客於胷中，結而不散，故煩熱而胷中窒塞。與梔子豉湯以吐胷中之邪。

傷寒五六日，大下之後，身熱不解，心中結痛者，未欲解也。梔子豉湯主之。[七十八]傷寒五六日，邪氣在裏之時，若大下後身熱去，心胷空者，為欲解。若大下後，身熱去，而心結痛者，結胷也。身熱不去，心中結痛者，虛煩也。結胷為熱結胷中，為實，是熱氣已收斂於內，則外身熱去。虛煩為熱客胷中，未結為熱，散漫為煩，是以身熱不去。六七日為欲解之時，以熱為虛煩，故云未欲解也。與梔子豉湯以吐除之。

傷寒下後，心煩腹滿，臥起不安者，梔子厚朴湯主之。[七十九]下後但腹滿而不心煩，即邪氣入裏，為裏實；但心煩而不腹滿，即邪氣在胷中，為虛煩。既煩且滿，則邪氣壅於胷腹間也。滿則不能坐，煩則不能臥，故臥起不安。與梔子厚朴湯，吐煩泄滿。

梔子厚朴湯方

梔子拾肆枚擘　味苦寒　厚朴肆兩薑炙　味苦温　枳實肆枚　水浸去穰炒　味苦寒

酸苦涌泄。梔子之苦。以涌虚煩。厚朴枳實之苦。以泄腹滿。

已上叁味。以水叁升半。煑取壹升半。去滓。分貳服。温進壹服。得吐者。止後服。

傷寒。醫以丸藥大下之。身熱不去。微煩者。梔子乾薑湯主之。四十三　丸藥不能除熱。但損正氣。邪氣乘虚。留於胷中。而未入深者。則身熱不去。而微煩。與梔子乾薑湯。吐煩。益正氣。

梔子乾薑湯方

梔子拾肆枚擘 味苦寒　乾薑貳兩切 味辛熱

苦以湧之，梔子之苦以吐煩。辛以潤之，乾薑之辛以益氣。

右貳味，以水叁升半，煮取壹升半，去滓，分貳服。溫進壹服，得吐者，止後服。

凡用梔子湯，病人舊微溏者，不可與服之。病人舊微溏者，裏虛而寒在下也，雖煩則非蘊熱，故不可與梔子湯。內經曰：先泄而後生他病者，治其本，必且調之，後乃治其他病。

太陽病，發汗，汗出不解，其人仍發熱，心下悸，頭眩，身瞤動，振振欲擗地者，真武湯主之。〔四十三〕發汗不解，仍發熱，邪氣未解也。心下悸，頭眩，身瞤動，振振欲擗地者，汗出亡陽也。裏虛為悸，上虛為眩，經虛為身瞤振振搖。與真武湯主之，溫經復陽。

咽喉乾燥者，不可發汗。津液

不足也。

淋家不可發汗，發汗必便血。膀胱裏熱則淋，反以湯藥發汗，亡耗津液，增益客熱，膀胱虛燥，必小便血。

瘡家雖身疼痛，不可發汗，發汗則痓。表虛聚熱則生瘡，瘡家身疼，如傷寒，不可發汗，發汗則表氣愈虛，熱勢愈甚，生風，故變痓也。

衄家不可發汗，汗出必額上陷，脉急緊，直視不能眴，不得眠。衄者，上焦亡血也，若發汗則上焦津液枯竭，經絡乾澁，故額上陷，脉急緊。諸脉者皆屬於目，筋脉緊急則牽引其目，故直視不能眴。眴，瞬合目也。針經曰：陰氣虛則目不瞑，亡血為陰虛，是以不得眠也。

亡血家不可發汗，發汗則寒慄而振。針經曰：奪血者無汗，奪汗者無血，亡血，發汗則陰陽俱虛，故寒慄而振搖。

汗家重發汗，必恍惚心亂，小便已陰疼，與禹餘粮丸。闕[illegible]汗者心之液，汗家重發汗，則心虛，恍惚心亂，奪汗則無水，故小便已陰中疼。

病人有寒復

發汗。胃中冷。必吐蚘。病人有寒。則當溫散。反發汗。損陽氣。胃中冷。必吐蚘也。

本發汗。而復下之。此為逆也。若先發汗。治不為逆。本先下之。而反汗之。為逆。若先下之。治不為逆。病在表者。汗之為宜。下之為逆。病在裏者。下之為宜。汗之為逆。經曰。陽盛陰虛。汗之則死。下之則愈。陽虛陰盛。汗之則愈。下之則死。

傷寒。醫下之。續得下利清穀不止。身疼痛者。急當救裏。後身疼痛。清便自調者。急當救表。救裏。宜四逆湯。救表。宜桂枝湯。[四十二]傷寒下之。續得下利清穀不止。身疼痛者。急當救裏者。以裏氣不足。必先救之。急與四逆湯。得清便自調。知裏氣已和。然後急與桂枝湯。以救表。身疼者。表邪也。內經曰。病發而不足。標而本之。先治其標。後治其本。此以寒為本也。

病發熱。頭痛。脈反沉。若不差。身體疼痛。當救其裏，宜四逆湯。發熱頭痛，表病也。脉反沉者，裏脉也。經曰：表有病者，脉當浮大。今脉反沉遲，故知愈也。見表病而得裏脉，則當差。若不差，為內虛寒甚也。與四逆湯，救其裏。太陽病，先下之而不愈，因復發汗，以此表裏俱虛，其人因致冒。冒家汗出自愈。所以然者，汗出表和故也。裏未和，然後復下之。冒者，鬱也。下之則裏虛而亡血，汗之則表虛而亡陽。表裏俱虛，寒氣怫鬱，其人因致冒。金匱要畧曰：亡血復汗，寒多，故令鬱冒。汗出則怫鬱之邪得解，則冒愈。金匱要畧曰：冒家欲解，必大汗出。汗出表和而裏未和者，然後復下之。太陽病未解，脉陰陽俱停，必先振慄，汗出而解。但陽脉微者，先汗出而解。但陰脉微者，下之而解。若欲下之，宜調胃承氣湯主之。〔罢〕陰陽脉俱停，無偏勝者，陰陽氣和也。經曰：寸口、關上、尺中三處，大小浮沉遲數同等。此脉陰陽爲和平。雖劇當愈。今陰陽既和。必先振慄汗出而解。但陽脉微者。陽不足而陰有餘也。經曰。陽虚陰盛。汗之則愈。陰脉微者陰不足而陽有餘也。經曰。陽盛陰虚。下之則愈。

太陽病。發熱汗出者。此爲榮弱衛强。故使汗出。欲救邪風者。宜桂枝湯。〔卌七〕太陽中風。風併於衛則衛實而榮虚。榮者陰也。衛者陽也。發熱汗出。陰弱陽强也。内經曰。陰虚者。陽必湊之。故少氣。時熱而汗出。與桂枝湯。解散風邪。調和榮衛。

傷寒五六日中風。往來寒熱。胸脇苦滿。默默不欲飲食。心煩喜嘔。或胸中煩而不嘔。或渴。或腹中痛。或脇下痞鞕。或心下悸。小便不利。或不渴。身有微熱。或欬者。與小柴胡湯主之。〔卌八〕病有在表者。有在裏者。有在表裏之間者。此邪氣在表裏之間。謂之半表半裏證。五六日。邪氣自表傳裏之時。中風者。或傷寒至五六日也。玉函曰。中風五六日。傷寒。往來寒熱。即是。或中風。或傷寒。非是傷寒再中風。中風復傷寒也。經曰。傷寒中風。有柴胡證。但見一證便是。不必悉具者。正是謂或中風或傷寒也。邪在表則寒。邪在裏則熱。今邪在半表半裏之間。未有定處。是以寒熱往來也。邪在表則心腹不滿。邪在裏則心腹脹滿。今止言胷脇苦滿。知邪氣在表裏之間。未至於心腹滿。言胷脇苦滿。知邪氣在表裏也。默默靜也。邪在表則呻吟不安。邪在裏則煩悶亂。內經曰。陽入之陰則靜。默默者。邪方自表之裏。在表裏之間也。邪在表則能食。邪在裏則不能食。不欲食者。邪在表裏之間。未至於必不能食也。邪在表則不煩不嘔。邪在裏則煩滿而嘔。煩喜嘔者。邪在表方傳裏也。邪初入裏。未有定處。則所傳不一。故有或為之證。有柴胡證。但見一證便是。即是此或為之證。

小柴胡湯方

柴胡半斤　味苦微寒

黄芩叁两　味苦寒

人參叁两　味甘温

甘草叁两味甘平 半夏半斤洗味辛温 生薑叁两切味辛温

大棗拾貳枚擘味甘温

内經曰：熱淫於内，以苦發之。柴胡黄芩之苦，以發傳邪之熱；裏不足者，以甘緩之。人參甘草之甘，以緩中和之氣。邪半入裏，則裏氣逆，辛以散之，半夏以除煩嘔。邪在半表，則榮衛争之，辛甘解之，薑棗以和榮衛。

右柒味，以水壹斗貳升，煮取陸升，去滓，再煎取叁升，温服壹升，日叁服。後加減法。

若胸中煩而不嘔，去半夏人參，加栝蔞實壹枚。胸中煩而不嘔，熱聚而氣不逆也。甘者令人中滿，方熱聚，無用人參之補；辛散逆氣，既不嘔，無用半夏之辛温。熱宜寒療，聚宜苦，栝蔞實苦寒，以泄胸中蘊熱。若渴者，去半夏，加人參，合前成肆两半，栝蔞根肆两。半夏燥津液，非渴者所宜。人參甘而潤，栝蔞根苦而凉，微熱生津，二物為當。若腹中痛者，去黃芩，加芍藥叁两。去黃芩，惡寒中；加芍藥，以通壅。若脇下痞鞕，去大棗，加牡蠣肆两。甘令人中滿，痞者去大棗之甘；鹹以耎之，痞鞕者加牡蠣之鹹。若心下悸，小便不利者，去黃芩，加茯苓肆两。飲而水畜不行為悸，小便不利。內經曰：腎欲堅，急食苦以堅腎，則水益堅，故去黃芩。淡味滲泄為陽，茯苓甘淡以泄伏水。若不渴，外有微熱者，去人參，加桂叁两，溫覆取微汗愈。不渴者，裏和也，故去人參；外有微熱，表未解也，加桂以發汗。若欬者，去人參、大棗、生薑，加五味子半升，乾薑貳两。欬者氣逆也，甘則壅氣，故去人參、大棗。內經曰：肺欲收，急食酸以收之。五味子之酸以收逆氣，肺寒則欬，散以辛熱，故易生薑以乾薑之熱也。

血弱氣盡，腠理開，邪氣因入，與正氣相摶，結於脇下。正邪分爭，往來寒熱，休作有時，默默不欲飲食。藏府相連，其痛必下，邪高痛下，故使嘔也。小柴胡湯主之。〔見〕人之氣血隨時盛衰，當月郭空之時，則為血弱氣盡，腠理開踈之時也。邪氣乘虛，傷人則深。針經曰：月郭空，則海水東盛，人血氣虛，衛氣去，形獨居，肌肉減，皮膚緩，腠理開，毛髮殘，膲理薄，垢落。當是時，遇賊風，則其入深者是矣。邪因正虛，自表之裏，而結於脇下，與正分爭，作往來寒熱，默默不欲飲食，此為自外之內。經絡與藏府相連，氣隨經必傳於裏，故曰其痛下。痛，一作病。邪在上焦，為邪高；邪漸傳裏，為痛下。裏氣與邪氣相摶，逆而上行，故使嘔也。與小柴胡湯以解半表半裏之邪。

服柴胡湯已，渴者，屬陽明也，以法治之。服小柴胡湯，表邪已而渴，裏邪傳於陽明也，以陽明治之。

得病六七日，脈遲浮弱，惡

風寒。手足温。醫二三下之。不能食而脇下滿痛。面目及身黄。頸項強。小便難者。與柴胡湯。後必下重。本渴而飲水嘔者。柴胡湯不中與也。食穀者噦。得病六七日。脉遲浮弱。惡風寒。手足温。則邪氣在半表半裏。未爲實。反二三下之。虚其胃氣。損其津液。邪蘊於裏。故不能食而脇下滿痛。胃虚爲熱蒸之。熏發於外。面目及身悉黄也。頸項強者。表仍未解也。小便難者。内亡津液。雖本柴胡湯證。然以裏虚。下焦氣澁而小便難。若與柴胡湯。又走津液。後必下重也。不因飲水而嘔者。柴胡湯證。若本因飲而嘔者。水停心下也。金匱要畧曰。先渴却嘔者。爲水停心下。此屬飲家。飲水者。水停而嘔。食穀者。物聚而噦。皆非小柴胡湯所宜。二者皆柴胡湯之戒。不可不識也。

傷寒四五日。身熱惡風。頸項強。脇下滿。手足温而渴者。小柴胡湯主之。〔五十〕身熱惡風。頸項強者。表未解也。脇下滿而渴者，裏不和也。邪在表，則手足通熱；邪在裏，則手足厥寒；今手足溫者，知邪在表裏之間也。與小柴胡湯以解表裏之邪。

傷寒，陽脈澁，陰脈弦，法當腹中急痛者，先與小建中湯；不差者，與小柴胡湯主之。【疑】

脈陽澁，陰弦，而腹中急痛者，當作裏有虛寒治之，與小建中湯，溫中散寒。若不差者，非裏寒也，必由邪氣自表之裏，裏氣不利所致，與小柴胡湯，去黃芩，加芍藥，以除傳裏之邪。

小建中湯方

桂枝叁兩，去皮 味辛熱　甘草叁兩，炙 味甘平　大棗拾貳枚，擘 味甘溫

芍藥陸兩 味酸微寒　生薑貳兩，切 味辛溫　膠飴壹升 味甘溫

建中者，建脾也。內經曰：脾欲緩，急食甘以緩之。膠飴、大棗、甘草之甘，以緩中也。辛，潤散也。榮衛

不足。潤而散之。桂枝生薑之辛。以行榮衛。酸。收也。泄也。正氣虛弱。收而行之。芍藥之酸。以收正氣。

右陸味。以水柒升。煑取叁升。去滓。內膠飴。更上微火消解。溫服壹升。日叁服。嘔家不可用建中湯。以甜故也。

傷寒中風。有柴胡證。但見一證便是。不必悉具。柴胡證。是邪氣在表裏之間也。或胸中煩而不嘔。或渴或腹中痛。或脇下痞鞕。或心下悸。小便不利。或不渴。身有微熱。或欬。但見一證。便宜與柴胡湯治之。不必待其證候全具也。凡柴胡湯病證而下之。若柴胡證不罷者。復與柴胡湯。必蒸蒸而振。却發熱汗出而解。邪在半表半裏之間。為柴胡證。即未作裏實。醫便以藥下之。若柴胡證仍在者。雖下之。不為逆。可復與柴胡湯以和解之。得湯。邪氣還表者。外作蒸蒸而熱。先經下。裏虛。邪氣欲出。內則振振然也。正氣勝。陽氣生。却復發熱。汗出而解也。

傷寒二三日。心中悸而煩者。小建中湯主之。〔一百二〕

傷寒二三日。邪氣在表。未當傳裏之時。心中悸而煩。是非邪氣搏所致。心悸者。氣虛也。煩者。血虛也。以氣血內虛。與小建中湯。先建其裏。

太陽病。過經十餘日。反二三下之。後四五日。柴胡證仍在者。先與小柴胡湯。嘔不止。心下急。鬱鬱微煩者。為未解也。與大柴胡湯下之則愈。〔一百三〕

日數過多。累經攻下。而柴胡證不罷者。亦須先與小柴胡湯。以解其表。經曰。凡柴胡湯疾證而下之。若柴胡證不罷者。復與柴胡者是也。嘔止者。表裏和也。若嘔不止。鬱鬱微煩者。裏熱已甚。結於胃中也。與大柴胡湯。下其裏熱。則愈。

大柴胡湯方

柴胡半斤 味甘平　黄芩叁两 味苦寒　芍藥叁两 味酸微寒

半夏半升，洗 味辛温　生薑伍两，切 味辛温　枳實肆枚，炙 味苦寒

大棗拾貳枚 擘 甘温　大黄貳两 味苦寒

柴胡、黄芩之苦，入心而折熱；枳實、芍藥之酸苦，湧泄而扶陰；辛者，散也，半夏之辛，以散逆氣；辛甘，和也，薑、棗之辛甘，以和榮衛。

右柒味，以水壹斗貳升，煑取陸升，去滓，再煎，温服壹升，日叁服。壹方加大黄貳两，若不加大黄，恐不為大柴胡湯也。

傷寒十三日不解，胷脇滿而嘔，日晡所發潮熱，已，

而微利。此本柴胡證。下之而不得利。今反利者。知醫以丸藥下之。非其治也。潮熱者。實也。先宜小柴胡湯。以解外。後以柴胡加芒消湯主之。〔一〇四〕

傷寒十三日再傳經盡。當解之時也。若不解。胸脅滿而嘔者。邪氣猶在表裏之間。此為柴胡湯證。若以柴胡湯下之。則更無潮熱自利。醫反以丸藥下之。虛其腸胃。邪熱乘虛入府。日晡所發潮熱。熱已而利也。潮熱雖為熱實。然胸脅之邪未已。故先與小柴胡湯。以解外。後以柴胡加芒消以下胃熱

傷寒十三日不解。過經。讝語者。以有熱也。當以湯下之。若小便利者。大便當鞕。而反下利。脉調和者。知醫以丸藥下之。非其治也。若自下利者。脉當微厥。今反和者。此為內實也。調胃承氣湯主之。〔一〇五〕

傷寒十三日。再傳經

盡。謂之過經。譫語者。陽明胃熱也。當以諸承氣湯下之。若小便利者。津液漏泄。大便當鞕。反下利者。知醫以丸藥下之也。下利脉微而厥者。虛寒也。今脉調和。則非虛寒。由腸虛胃熱。協熱而利也。與調胃承氣湯。以下胃熱。太陽病不解。熱結膀胱。其人如狂。血自下。下者愈。其外不解者。尚未可攻。當先解外。外解已。但少腹急結者。乃可攻之。宜桃核承氣湯。〔美〕太陽膀胱經也。太陽經邪熱不解。隨經入府。為熱結膀胱。其人如狂者。為未至於狂。但不寧爾。經曰。其人如狂者。以熱在下焦。太陽多熱。熱在膀胱。必與血相搏。若血不為畜。為熱迫之。則血自下。血下。則熱隨血出而愈。若血不下者。則血為熱搏。畜積於下。而少腹急結。乃可攻之。與桃核承氣湯。下熱散血。內經曰。從外之內而盛於內者。先治其外。後調其內。此之謂也。

桃核承氣湯方

桃仁伍拾箇去皮尖味甘平　桂枝貳兩去皮味辛熱　大黃肆兩

芒消貳兩　甘草貳兩炙

甘以緩之，辛以散之。少腹急結，緩以桃仁之甘；下焦畜血，散以桂枝辛熱之氣，寒以取之。熱甚搏血，故加三物於調胃承氣湯中也。

右伍味，以水柒升，煑取貳升半，去滓，內芒消，更上火微沸，下火，先食溫服伍合，日叁服，當微利。

傷寒八九日，下之，胸滿煩驚，小便不利，讝語，一身盡重，不可轉側者，柴胡加龍骨牡蠣湯主之。〔百七〕

傷寒八九日，邪氣已成熱，而復傳陽經之時，下之，虛其裏，而熱不除。胸滿而煩者，陽熱客於胸中也。驚者，心惡熱而神不守也。小便不利者，裏虛，津液不行也。讝語者，胃熱也。一身盡重，不可轉側者，陽氣內行於裏。不營於表也。與柴胡湯以除胷滿而煩。加龍骨牡蠣鈆丹。收斂神氣而鎮驚。加茯苓以行津液。利小便。加大黄以逐胃熱。止讝語。加桂枝以行陽氣。而解身重。錯雜之邪。斯悉愈矣。

柴胡加龍骨牡蠣湯方

半夏貳合洗　大棗陸枚　柴胡肆兩　生薑壹兩半　人參壹兩半　龍骨壹兩半　鈆丹壹兩半　桂枝壹兩半去皮　茯苓壹兩半　大黄貳兩　牡蠣壹兩半熬

右拾壹味。以水捌升。煑取肆升。内大黄。切如碁子。更煑壹貳沸。去滓。温服壹升。

傷寒腹滿讝語。寸口脉浮而緊。此肝乘脾也。名曰縱刺期門。〔百八〕腹滿讝語者，脾胃疾也。浮而緊者，肝脉也。脾病見肝脉，木行乘土也。經曰：水行乘火，木行乘土，名曰縱。此其類矣。期門者，肝之募，刺之以瀉肝經盛氣。

傷寒發熱，嗇嗇惡寒，大渴欲飲水，其腹必滿，自汗出，小便利，其病欲解，此肝乘肺也，名曰橫，刺期門。〔百九〕傷寒發熱，嗇嗇惡寒，肺病也。大渴欲飲水，肝氣勝也。玉函曰：作大渴欲飲酢漿，是知肝氣勝也。傷寒欲飲水者愈，若不愈而腹滿者，此肝行乘肺，水不得行也。經曰：木行乘金，名橫。刺期門，以瀉肝之盛氣，肝肺氣平，水散而津液得通，外作自汗出，内為小便利而解也。

太陽病二日，反躁，凡熨其背而大汗出，大熱入胃，胃中水竭，躁煩，必發讝語，十餘日振慄自下利一本下利二字作汗者，此為欲解也，故其汗從腰已下不得汗，欲小便不得，反嘔，欲失溲。足下惡風，大便鞕。小便當數，而反不數。及不多。大便已，頭卓然而痛，其人足心必熱，穀氣下流故也。太陽病二日，則邪在表。不當發躁。而反躁者，熱氣行於裏也。反熨其背而發汗。大汗出則胃中乾燥。火熱入胃。胃中燥熱。躁煩而讝語。至十餘日，振慄自下利者，火邪勢微，陰氣復生。津液得復也。故為欲解。火邪去。大汗出則愈。若從腰以下不得汗，則津液不得下通。故欲小便不得。熱氣上逆。而反嘔也。欲失溲。足下惡風者。氣不得通於下而虛也。津液漏滲。令大便鞕者。小便當數。經曰。小便數者。大便必鞕也。此以火熱內燥。津液不得下通。故小便不數。及不多也。若火熱消。津液和。則結鞕之便得潤。因自大便也。便已。頭卓然而痛者。先大便鞕。則陽氣不得下通。既得大便。則陽氣降下。頭中陽虛。故卓然而痛。穀氣者。陽氣也。先陽氣不通於下之時。足下惡風。今陽氣得下。故足心熱也。

太陽病中風，以火刼發汗。邪風被火熱，血氣流溢。失其常度兩陽相熏灼其身發黃陽盛則欲衄陰虛則小便難陰陽俱虛竭身體則枯燥但頭汗出劑頸而還腹滿微喘口乾咽爛或不大便久則讝語甚者至噦手足躁擾捻衣摸牀小便利者其人可治風為陽邪因火熱之氣則邪風愈甚迫於血氣使血氣流溢失其常度風與火氣謂之兩陽兩陽相熏灼熱發於外必發身黃若熱搏於經絡為陽盛外熱迫血上行必衄熱搏於内者為陰虛内熱必小便難若熱消血氣血氣少為陰陽俱虛血氣虛少不能榮於身體為之枯燥三陽經絡至頸三陰至胷中而還但頭汗出劑頸而還者熱氣炎上搏陽而不搏於陰也内經曰諸脹腹大皆屬於熱腹滿微喘者熱氣内欝也内經曰火氣内發上為口乾咽爛者火熱上熏也熱氣上而不下者則大便不鞕若熱氣下入胃消耗津液則大便鞕故云或不大便久則胃中躁熱必發讝語内經曰病

深者。其聲噦。火氣逆亂。則噦。內經曰。四肢者。諸陽之本也。陽盛。則四肢實。火熱大甚。故手足躁擾。捻衣摸牀擾亂也。小便利者。爲火未劇。津液未竭。而猶可治也。

傷寒脉浮。醫以火迫劫之。亡陽必驚狂。起卧不安者。桂枝去芍藥。加蜀漆牡蠣龍骨救逆湯主之。〔卒〕

傷寒脉浮。責邪在表。醫以火劫發汗。汗大出者。亡其陽。汗者。心之液。亡陽。則心氣虛。心惡熱。火邪內迫。則心神浮越。故驚狂。起卧不安。與桂枝湯。解未盡表邪。去芍藥。以芍藥益陰。非亡陽所宜也。火邪錯逆。加蜀漆之辛以散之。陽氣亡脫。加龍骨牡蠣之澁以固之。本草云。澁可去脫。龍骨牡蠣之屬是也。

桂枝去芍藥加蜀漆龍骨牡蠣救逆湯方

桂枝叁两去皮　甘草貳两炙　生薑叁两切　牡蠣伍两熬味酸鹹　龍骨肆两味甘平　大棗拾貳枚擘　蜀漆

叁兩洗去脚味辛平

右為末以水壹斗貳升先煑蜀漆減貳升內諸藥煑取叁升去滓温服壹升

形作傷寒其脉不弦緊而弱弱者必渴被火者必讝語弱者發熱脉浮解之當汗出愈

形作傷寒謂頭痛身熱也脉不弦緊則無傷寒表脉也經曰諸弱發熱則脉弱為裏熱故云弱者必渴若被火氣兩熱相合傳於胃中胃中躁煩必發讝語脉弱發熱者得脉浮為邪氣還表當汗出而解矣

太陽病以火熏之不得汗其人必躁到經不解必清血名為火邪

此火邪迫血而血下行者也太陽病用火熏之不得汗則熱無從出陰虚被火必發躁也六日傳經盡至七日再到太陽經則熱氣當解若不解熱氣迫血下行必清血清厠也

脉浮熱

甚反灸之。此為實，實以虚治，因火而動，必咽燥唾血。此火邪迫血，而血上行者也。脉浮熱甚，為表實，醫以脉浮為虚，用火灸之，因火氣動血，迫血上行，故咽燥唾血。微數之脉，慎不可灸。因火為邪，則為煩逆，追虚逐實，血散脉中，火氣雖微，内攻有力，焦骨傷筋，血難復也。微數之脉，則為熱也，灸則除寒，不能散熱，是慎不可灸也。若反灸之，熱因火則甚，遂為煩逆。灸本以追虚，而復逐熱為實，熱則傷血，又加火氣，使血散脉中，氣主呴之，血主濡之，氣血消散，不能濡潤筋骨，致骨焦筋傷，血散而難復也。脉浮，宜以汗解，用火灸之，邪無從出，因火而盛，病從腰以下必重而痺，名火逆也。脉浮在表，宜以汗解之，醫以火灸取汗，而不得汗，邪無從出，又加火氣相助，則熱愈甚。身半以上，同天之陽；身半以下，同地之陰。火性炎上，則腰已下陰氣獨治，故從腰以下必重而痺也。欲自解者，必當先煩，乃有汗而解。何以知之？脉浮，故知汗出解也。煩，熱也。邪氣還表，則為煩熱，汗出而解。以脉浮，故為邪還表也。

燒針令其汗，針處被寒，核起而赤者，必發奔豚。氣從少腹上衝心者，灸其核上各壹壯，與桂枝加桂湯，更加桂貳兩。[一百十七]燒針發汗，則損陰血，而驚動心氣。針處被寒，氣聚而成核。心氣因驚而虛，腎氣乘寒氣而動，發為奔豚。金匱要畧曰：病有奔豚，從驚發得之。腎氣欲上乘心，故其氣從少腹上衝心也。先灸核上，以散其寒，與桂枝加桂湯，以泄奔豚之氣。

火逆下之，因燒針煩躁者，桂枝甘草龍骨牡蠣湯主之。[一百十八]先火為逆，復以下除之，裏氣因虛，又加燒針，裏虛而為火熱所煩，故生煩躁，與桂枝甘草龍骨牡蠣湯，以散火邪。

桂枝甘草龍骨牡蠣湯方

桂枝壹两　甘草貳两　牡蠣熬，貳两　龍骨貳两

辛甘發散。桂枝甘草之辛甘也，以發散經中火邪。澁可去脱。龍骨牡蠣之澁，以収斂浮越之正氣。

右為末。以水伍升，煑取貳升半。去滓。温服捌合。日叁服。

太陽傷寒者，加温針。必驚也。寒則傷榮。榮氣微者，加燒針，則血留不行。驚者，温針損榮血而動心氣。金匱要畧曰：血氣少者，屬於心。

太陽病當惡寒發熱。今自汗出。不惡寒發熱，關上脉細数者。以醫吐

之過也。一二日吐之者。腹中饑。口不能食。三四日吐之者。不喜糜粥。欲食冷食。朝食暮吐。以醫吐之所致也。此為小逆。惡寒、發熱、為太陽表病。自汗出。不惡寒、發熱者。陽明證。本太陽表病。醫反吐之。傷動胃氣。表邪乘虛。傳於陽明也。以關脉細數。知醫吐之所致。病一二日為表邪尚寒、而未成熱。吐之則表寒傳於胃中。胃中虛寒。故腹中飢而口不能食。病三四日。則表邪已傳成熱。吐之。則表熱乘虛入胃。胃中虛熱。故不喜糜粥。欲食冷食。朝食暮吐也。朝食暮吐者。晨食入胃。胃虛不能尅化。即知至暮。胃氣行裏。與邪氣相搏。則胃氣反逆。而以胃氣尚在。故止云小逆。　太陽病吐之。但太陽病當惡寒。今反不惡寒。不欲近衣。此為吐之內煩也。太陽表病。醫反吐之。傷於胃氣。邪熱乘虛入胃。胃為邪熱內煩。故不惡寒。不欲近衣也。　病人脉數。數為熱。當消穀引食。而反吐者，此以發汗令陽氣微，膈氣虛，脉乃數也。數為客熱，不能消穀，以胃中虛冷，故吐也。陽受氣於胷中，發汗外虛陽氣，是令陽氣微，膈氣虛也。數為熱本，熱則合消穀，客熱則不能消穀。因發汗外損陽氣，致胃中虛冷，故吐也。

太陽病，過經十餘日，心下溫溫欲吐，而胸中痛，大便反溏，腹微滿，鬱鬱微煩，先此時自極吐下者，與調胃承氣湯。[三]若不爾者，不可與。但欲嘔，胸中痛，微溏者，此非柴胡證，以嘔故知極吐下也。心下溫溫欲吐，鬱鬱微煩，胸中痛，當責邪熱客於胸中。大便反溏，腹微滿，則邪熱已下於胃也。日數雖多，若不經吐下，止是傳邪，亦未可下，當與柴胡湯，以除上中二焦之邪。若曾吐下，傷損胃氣，胃虛則邪乘虛入胃為實，非柴胡湯所能去，與調胃承氣湯下胃熱。以嘔知胃氣先曾傷動也。

太陽病

六七日。表證仍在。脉微而沉。反不結胷。其人發狂者。以熱在下焦。少腹當鞕滿。小便自利者。下血乃愈。所以然者。以太陽隨經。瘀熱在裏故也。抵當湯主之。【注】太陽。經也。膀胱。府也。此太陽隨經入府者也。六七日邪氣傳裏之時。脉微而沉。邪氣在裏之脉也。表證仍在者。則邪氣猶淺。當結扵胷中。若不結扵胷中。其人發狂者。熱結在膀胱也。經曰。熱結膀胱。其人如狂。此發狂則熱又深也。少腹鞕滿小便不利者。爲無血也。小便自利者。血證諦也。與抵當湯以下畜血。

抵當湯方

水蛭叁拾箇熬 味鹹苦寒　蝱蟲叁拾箇熬去翅足 味苦微寒

桃仁貳拾箇去皮尖 味苦甘平　大黃叁两酒浸 味苦寒

苦走血。鹹勝血。蝱蟲水蛭之鹹苦。以除畜血。甘緩結。苦泄熱。桃仁大黄之苦。以下結熱。

右肆味為末。以水伍升。煑取叁升。去滓。温服壹升。不下。再服。

太陽病身黄。脉沉結。少腹鞕。小便不利者。為無血也。小便自利。其人如狂者。血證諦也。抵當湯主之。〔六十五〕

身黄脉沉結。少腹鞕。小便不利者。胃熱發黄也。可與茵陳湯。身黄脉沉結。少腹鞕。小便自利。其人如狂者。非胃中瘀熱。為熱結下焦。而為畜血也。與抵當湯以下畜血。

傷寒有熱。少腹滿。應小便不利。今反利者。為有血也。當下之。不可餘藥。宜抵當丸。〔六十六〕

傷寒有熱。少腹滿。是畜血於下焦。若熱畜。津液不通。則小便不利。其熱不畜。津液行。小便自利者。乃為畜血。當與桃仁承氣湯。抵當湯下之。然此無身黄屎黑。

又無喜忘發狂。是未至於甚。故不可餘駃峻之藥也。可與抵當丸。小可下之也。

抵當丸方

水蛭貳拾箇　味苦寒　蝱蟲貳拾伍箇　味苦微寒　桃仁貳拾箇去皮尖　大黄叁两

右肆味。杵。分為肆丸。以水壹升。煑壹丸。取柒合服之。晬時當下血。若不下者更服。

太陽病小便利者。以飲水多。必心下悸。小便少者。必苦裏急也。飲水多而小便自利者。則水不内畜。但腹中水多。令心下悸。金匱要畧曰。食少飲多。水停心下。甚者則悸。飲水多而小便不利。則水畜於内而不行。必苦裏急也。

音釋

內諸藥上音納　啜粥上昌悅切飲水也　恊熱上音挾　見風脉上音現　漬疾智切漚也　蚘音回人腹中長蟲也　疵音柴　瞑音冥視不明也　悸其季切心動也　人蓡下音參　㕮咀上音父下才與切㕮咀嚼也剉如麻豆也　更衣音庚改也　沫音末　懊憹上於刀切下奴刀切又女江切心亂也懊憹痛悔聲　窒陟栗切塞也　擗脾入切　瞤音縣目搖也　慄音栗懼也　蘊紆問切積也　嘿音墨靜也　但見下音現　飴音怡餳也　烝諸仍切火氣上行也　慕音墓　滲色蔭切　諦音帝審也　水蛭音質　蝱音盲　駃峻上音决下思俊切嶮也

註解傷寒論卷第四　仲景全書第十四

漢　長沙守　張仲景　述
晋　太醫令　王叔和撰次
宋　聊攝人　成無已註解
明　虞山人　趙開美校句

辨太陽脉證并治下第七

問曰。病有結胷。有藏結。其狀何如。荅曰。按之痛。寸脉浮。關脉沉。名曰結胷也。何謂藏結。荅曰。如結胷狀。飲食如故。時時下利。寸脉浮。關脉小細沉緊。名曰藏結。舌上白胎滑者。難治。結胷者。邪結在胷。藏結者。邪結在藏。二者皆下後邪氣乘虛入裏所致。下後邪氣入裏，與陽相結者，為結胷；結胷以陽受氣於胷中，故爾。與陰相結者，為藏結；以陰受之，則入五藏，故爾。與宜通而塞，故痛。邪結陽分，則陰氣不得上通；邪結陰分，則陽氣不得下通。是二者，皆心下鞕痛。寸脉浮，關脉沉，知邪結在陽也。寸脉浮，關脉小細沉緊，知邪結在陰也。陰結而陽不結，雖心下結痛，飲食亦自如，故陰氣乘陽虛而下，故時時自下利。陰得陽則觧，藏結得熱證多，則易治。舌上白胎滑者，其胷中亦寒，故云難治。

藏結無陽證，不往來寒熱，其人反靜，舌上胎滑者，不可攻也。

藏結於法當下。無陽證，為表無熱；不往來寒熱，為半表半裏無熱；其人反靜，為裏無熱。經曰：舌上如胎者，以冊田有熱，胷中有寒。邪氣以表裏皆寒，故不可攻。

病發於陽而反下之，熱入因作結胷；病發於陰而反下之，因作痞。所以成結胷者，以下之太早故也。

發熱惡寒者，發於陽也；而反下之，則表中陽邪入裏結於胷中。為結胷。無熱惡寒者。發於陰也。而反下之。表中之陰入裏。結於心下。為痞。結胷者。項亦強。如柔痓狀。下之則和。宜大陷胷丸。[一]結胷病項強者。為邪結胷中。胷膈結滿。心下緊實。但能仰而不能俛。是項強亦如柔痓之狀也。與大陷胷丸。下結泄滿。

大陷胷丸方

大黃半斤 味苦寒

葶藶半升熬 味苦寒

芒消半升 味鹹寒

杏仁半升去皮尖熬黑 味苦甘溫

大黃芒消之苦鹹。所以下熱。葶藶杏仁之苦甘。所以泄滿。甘遂取其直達。白蜜取其潤利。皆以下泄滿實物也。

右肆味。擣篩貳味。内杏仁芒消。合研如脂和散取如弹丸壹枚。别擣甘遂末壹錢七。白蜜貳合。水貳升。煮取壹升。温頓服之。壹宿乃下。如不下。更服。取下為效。禁如藥法。

結胷證。其脉浮大者。不可下。下之則死。結胷。為邪結胷中。屬上焦之分。得寸脉浮。關脉沉者。為在裏。則可下。若脉浮大。心下雖結。是在表者猶多。未全結也。下之重虛邪氣。復結。則難可制。故云下之則死。

結胷證悉具。煩躁者亦死。結胷證悉具。邪結已深也。煩躁者。正氣散亂也。邪氣勝正。病者必死。

太陽病。脉浮而動數。浮則為風。數則為熱。動則為痛。數則為虛。頭痛發熱。微盗汗出。而反惡寒者。表未解也。醫反下之。動數變遲。膈内拒痛。胃中空虛。客氣動膈。短氣躁煩。

心中懊憹，陽氣内陷，心下因鞕，則為結胸。大陷胸湯主之。〔三〕若不結胸，但頭汗出，餘處無汗，劑頸而還，小便不利，身必發黄也。

動數皆陽脉也，當責邪在表。睡而汗出者，謂之盗汗，為邪氣在半表半裏，則不惡寒。此頭痛發熱微盗汗出，反惡寒者，表未解也，當發其汗。醫反下之，虚其胃氣，表邪乘虚則陷。邪在表則見陽脉，邪在裏則見陰脉，邪氣内陷，動數之脉所以變遲，而浮脉獨不變者，以邪結胸中，上焦陽結，脉不得而沉也。客氣者，外邪乘胃中空虚入裏，結於胸膈。膈中拒痛者，客氣動膈也。金匱要畧曰：短氣不足以息者，實也。短氣躁煩，心中懊憹，皆邪熱為實，陽氣内陷，氣不得通于膈，壅于心下，為鞕滿而痛，成結胸也。與大陷胸湯，以下結熱。若胃中空虚，陽氣内陷，不結於胸膈，下入於胃中者，遍身汗出則為熱越，不能發黄。若但頭汗出，身無汗，劑頸而還，小便不利者，熱不得越，必發黄也。

大陷胷湯方

大黄陸两去皮苦寒　芒消壹升鹹寒　甘遂壹錢苦寒

大黄謂之將軍。以苦蕩滌。芒消一名消石。以其鹹能耎鞕。夫間有甘遂以通水也。甘遂若夫間之遂。其氣可以直達透結。陷胷三物為允。

右叁味。以水陸升。先煑大黄取貳升。去滓。内芒消。煑壹两沸。内甘遂末。温服壹升。得快利。止後服。

傷寒六七日。結胷熱實。脉沉而緊。心下痛。按之石鞕者。大陷胷湯主之。〔三〕病在表而下之。熱入因作結胷。此不云下後。而云傷寒六七日。則是傳裏之實熱也。沉為在裏。緊為裏實。以心下痛。按之實鞕。是以為結胷。與大陷胷湯。

以下結熱。

傷寒十餘日，熱結在裏，復往來寒熱者，與大柴胡湯。〔四〕但結胸，無大熱者，此為水結在胸脅也，但頭微汗出者，大陷胸湯主之。

傷寒十餘日，熱結在裏，是可下之證。復往來寒熱，為正邪分爭，未全斂結，與大柴胡湯下之。但結胸，無大熱者，非熱結也，是水飲結於胸脅，謂之水結胸。周身汗出者，是水飲外散，則愈；若但頭微汗出，餘處無汗，是水飲不得外泄，停畜而不行也，與大陷胸湯以逐其水。

太陽病，重發汗，而復下之，不大便五六日，舌上燥而渴，日晡所小有潮熱，從心下至少腹鞕滿而痛，不可近者，大陷胸湯主之。〔五〕

重發汗而復下之，則內外重亡津液，而邪熱內結，致不大便五六日，舌上燥而渴也。日晡潮熱者，屬胃。此日晡小有潮熱，非但在胃。從心下至少腹鞕滿而痛不可近者，是一腹之中，上下邪氣俱甚也，與大陷胸湯。以下其邪。

小結胷病。正在心下。按之則痛。脈浮滑者。小陷胷湯主之。〔六〕心下鞕痛。手不可近者。結胷也。正在心下。按之則痛。是熱氣猶淺。謂之小結胷。結胷脈沉緊。或寸浮關沉。今脈浮滑。知熱未深結。與小陷胷湯。以除胷膈上結熱。

小陷胷湯方

黃連壹兩　苦寒　半夏半升洗　辛温　栝蔞實大者壹箇　苦寒

苦以泄之。辛以散之。黃連栝蔞實。苦寒以泄熱。半夏之辛以散結。

右叁味。以水陸升。先煑栝蔞取叁升。去滓。内諸藥。煑取貳升。去滓。分温叁服。

太陽病二三日。不能臥。但欲起。心下必結。脈微弱者。此本有寒分也。反下之。若利止。必作結胷。未止者。四日復下之。此作協熱利也。太陽病二三日，邪在表也。不能臥，但欲起，心下必結者，以心下結滿，臥則氣壅而愈甚，故不能臥而但欲起也。心下結滿，有水分，有寒分，有氣分。今脉微弱，知本有寒分。醫見心下結而反下之，則太陽表邪乘虚入裏。利止則邪氣畱結為結胷；利不止，至次日復如前下利不止者，是邪熱下攻腸胃，為挾熱利也。

太陽病，下之，其脉促，不結胷者，此為欲解也。脉浮者，必結胷也。脉緊者，必咽痛。脉弦者，必兩脇拘急。脉細數者，頭痛未止。脉沉緊者，必欲嘔。脉沉滑者，協熱利。脉浮滑者，必下血。此太陽病下之後，邪氣傳變。其脉促者，為陽盛。下後脉促，為陽勝陰也，故不作結胷，為欲解。下後脉浮，為上焦陽邪結而為結胷也。經曰：結胷者，寸脉浮，關脉沉。下後脉緊，則太陽之邪傳於少陰。經曰：脉緊者屬少陰。內經曰：邪客於少陰之絡，令人嗌痛，不可內食。所以脉緊者必咽痛。脉弦。則太陽之邪。傳於少陽。經曰。尺寸俱弦者。少陽受病也。其脉循脇。絡於耳。所以脉弦者。必兩脇拘急。下後邪氣傳裏。則頭痛未止。脉細數。為邪未傳裏而傷氣也。細為氣少。数為在表。故頭痛未止。脉沉緊。則太陽之邪。傳於陽明。為裏實也。沉為在裏。緊為裏實。陽明裏實。故必欲嘔。脉滑則太陽之邪。傳於腸胃。以滑為陰氣有餘。知邪氣入裏。干於下焦也。沉為血勝氣虛。是為協熱利。浮為氣勝血虛。是知必下血。經曰。不宜下而便攻之。諸變不可勝數。此之謂也。

病在陽。應以汗解之。反以冷水潠之。若灌之。其熱被劫。不得去。彌更益煩。肉上粟起。意欲飲水。反不渴者。服文蛤散。若不差者。與五苓散。寒實結胸。無熱證者。與三物小陷胸湯。白散亦可服。〔七〕

病在陽。為邪在表也。法當汗出而解。反以冷水潠之。灌洗。熱被寒。水。外不得出。則反攻其裏。彌更益煩。肉上粟起者。水寒之氣。客於皮膚也。意欲飲水者，裏有熱也；反不渴者，寒在表也。與文蛤散以散表中水寒之氣。若不差，是水熱相摶，欲傳於裏，與五苓散發汗以和之。始熱在表，因水寒制之，不得外泄，內攻於裏，結於胸膈，心下鞕痛，本以水寒伏熱為實，故謂之寒實結胸。無熱證者，外無熱，而熱悉收斂於裏也，與小陷胸湯以下逐之；白散下熱，故亦可攻。

文蛤散方

文蛤伍两　味鹹寒

鹹走腎，則可以勝水氣。

右壹味，為散，以沸湯和壹錢匕，服湯用伍合。

白散方

桔梗叁分　味辛苦微温

巴豆壹分，去皮心，熬黑，研如脂　平温

貝母叁分 味辛苦平

辛散而苦泄。桔梗貝母之苦辛。用以下氣。巴豆之辛。用以散實。

右件叁味。為末。内巴豆。更於臼中杵之。以白飲和服。強人半錢。羸者減之。病在膈上。必吐。在膈下。必利。不利。進熱粥壹杯。利過不止。進冷粥壹杯。身熱皮粟不解。欲引衣自覆者。若以水潠之洗之。益令熱却。不得出。當汗而不汗。則煩。假令汗出已。腹中痛。與芍藥叁兩。如上法。

太陽與少陽併病。頭項強痛。或眩冒。時如結胸。心下痞鞕者。當刺大椎第一間。肺俞。肝俞。慎不可發

汗。發汗則譫語。脉弦五日。譫語不止。當刺期門。八

太陽之脉。絡頭下項。頭項強痛者。太陽表病也。少陽之脉。循胸絡脇。如結胸心下痞鞕者。少陽裏病也。太陽少陽相併為病。不純在表。故頭項不但強痛而或眩冒。亦未全入裏。故時如結胸。心下痞鞕。此邪在半表半裏之間也。刺大椎第一間肺俞。以寫太陽之邪。刺肝俞。以寫少陽之邪。邪在表則可發汗。邪在半表半裏則不可發汗。發汗則亡津液。損動胃氣。少陽之邪。因于胃土為木刑。必發譫語。脉弦。至五六日。傳經盡。邪熱去。而譫語當止。若復不止。為少陽邪熱甚也。刺期門以寫肝膽之氣。

婦人中風。發熱惡寒。經水適來。得之七八日。熱除而脉遲身凉。胸脇下滿。如結胸狀。譫語者。此為熱入血室也。當刺期門。隨其實而寫之。九

中風。發熱惡寒。表病也。若經水不來。表邪傳裏。則入府。而不入血室也。因經水適來。血室空虛。至七八日。邪氣傳裏之時

更不入府。乘虛而入於血室。熱除。脉遲。身凉者。邪氣内陷而表證罷也。胸脇下滿。如結胸狀。譫語者。熱入血室而裏實。期門者。肝之募。肝主血。刺期門者。寫血室之熱。審看何經氣實。更隨其實而寫之。

婦人中風七八日。續得寒熱。發作有時。經水適斷者。此為熱入血室。其血必結。故使如瘧狀。發作有時。小柴胡湯主之。〔十〕

中風七八日。邪氣傳裏之時。本無寒熱。而續得寒熱。經水適斷者。此為表邪乘血室虛。入於血室。與血相摶而血結不行。經水所以斷也。血氣與邪分爭。致寒熱如瘧。而發作有時。與小柴胡湯。以解傳經之邪。

婦人傷寒。發熱。經水適來。晝日明了。暮則譫語。如見鬼狀者。此為熱入血室。無犯胃氣及上二焦。必自愈。〔十一〕

傷寒發熱者。寒已成熱也。經水適來。則血室虛空。邪熱乘虛入於血室。若晝日譫語。為邪客於府與陽爭也。此晝日明了。暮則譫語。

按前此雖熱入血室句下別本有而無血結寒熱不可與小柴胡湯發汗以犯上焦熱入血室向脫今補

如見鬼狀。是邪不入府，入於血室，與陰爭也。陽盛譫語，則宜下。此熱入血室，不可與下藥，犯其胃氣。熱入血室，血結寒熱者，與小柴胡湯，散邪發汗。此雖熱入血室，胷脇滿，如結胷狀者，可刺期門。此雖熱入血室，而無滿結，不可刺期門，犯其中焦。必自愈者，以經行則熱隨血去，血下也已，則邪熱悉除而愈矣。所為發汗為犯上焦者，發汗則動衛氣，衛氣出上焦故也。刺期門為犯中焦者，刺期門則動榮氣，榮氣出中焦故也。脉經曰：無犯胃氣及上二焦，必自愈，豈謂藥不謂針耶。

傷寒六七日，發熱，微惡寒，支節煩疼，微嘔，心下支結，外證未去者，柴胡加桂枝湯主之。[十三]

傷寒六七日，邪當傳裏之時，支，散也。嘔而心下結者，裏證也，法當攻裏。發熱微惡寒，支節煩疼，為外證未去，不可攻裏，與柴胡桂枝湯，以和解之。

傷寒五六日，已發汗，而復下之，胷脇滿微結，小便不利，渴而不嘔，但頭汗出，往來寒熱，心煩者，此為未解也。柴胡桂枝乾薑湯主之。[一百三]傷寒五六日，已經汗下之後，則邪當解。今胸脅滿，微結，小便不利，渴而不嘔，但頭汗出，往來寒熱，心煩者，即邪氣猶在半表半裏之間，為未解也。胸脅滿，微結，寒熱，心煩者，邪在半表半裏之間也。小便不利而渴者，汗下後，亡津液，內燥也。若熱消津液，令小便不利而渴者，其人必嘔。今渴而不嘔，知非裏熱也。傷寒汗出則和，今但頭汗出，而餘處無汗者，津液不足，而陽虛於上也。與柴胡桂枝乾薑湯，以解表裏之邪，復津液而助陽也。

柴胡桂枝乾薑湯方

柴胡半斤 味苦平　桂枝叁两，去皮 味辛熱　乾薑貳两 味辛熱

括蔞根肆两 味苦寒　黄芩叁两 味苦寒　牡蠣貳两，熬 味鹹寒

甘草貳两，炙 味甘平

內經曰。熱淫於內。以苦發之。柴胡黄芩之苦。以解傳裏之邪。辛甘發散為陽。桂枝甘草之辛甘。以散在表之邪。鹹以耎之。牡蠣之鹹。以消胷脇之滿。辛以潤之。乾薑之辛。以固陽虚之汗。津液不足而為渴。苦以堅之。栝蔞之苦。以生津液。

右柒味。以水壹斗貳升。煑取陸升。去滓。再煎。取叁升。温服壹升。日叁服。初服微煩。復服。汗出便愈。

傷寒五六日。頭汗出。微惡寒。手足冷。心下滿。口不欲食。大便鞕。脉細者。此為陽微結。必有表。復有裏也。脉沉。亦在裏也。汗出為陽微。假令純陰結。不得復有外證。悉入在裏。此為半在裏半在外也。脉雖沉緊。不得為少陰病。所以然者。陰不得有汗。今頭汗出。故知非少陰也。可與小柴胡湯。〔十四〕設不了了者。得屎而解。傷寒五六日。邪當傳裏之時。頭汗出微惡寒者。表仍未解也。手足冷。心下滿。口不欲食。大便鞕。脉細者。邪結於裏也。大便鞕為陽結。此邪熱雖傳於裏。然以外帶表邪。則熱結猶淺。故曰陽微結。脉沉。雖為在裏。若純陰結則更無頭汗惡寒之表證。諸陰脉。皆至頸胷中而還。不上循頭。今頭汗出。知非少陰也。與小柴胡湯。以除半表半裏之邪。服湯已。外證罷。而不了了者。為裏熱未除。與湯。取其微利則愈。故云得屎而解。

傷寒五六日。嘔而發熱者。柴胡湯證具。而以他藥下之。柴胡證仍在者。復與柴胡湯。此雖已下之。不為逆。必蒸蒸而振。却發熱汗出而解。若心下滿而鞕痛者。此為結胷也。大陷胷湯主之。但滿而不痛者，此為痞，柴胡不中與之，宜半夏瀉心湯。[十五]傷寒五六日，邪在半表半裏之時，嘔而發熱，邪在半表半裏之證，是為柴胡證具，以他藥下之，柴胡證不罷者，不為逆，却與柴胡湯，則愈。若下後，邪氣傳裏者，邪在半表半裏，則陰陽俱有邪。至於下後，邪氣傳裏，亦有陰陽之異。若下後，陽邪傳裏者，則結於胷中，為結胷，以胷中為陽受氣之分，與大陷胷湯以下其結。陰邪傳裏者，則留於心下，為痞，以心下為陰受氣之分，與半夏瀉心湯以通其痞。經曰：病發於陽而反下之，熱入因作結胷；病發於陰而反下之，因此作痞，此之謂也。

半夏瀉心湯方

半夏半升，洗。辛平　黄芩苦寒　乾薑辛熱　人參已上各叁两。甘温

黄連壹两。苦寒　大棗拾貳枚，擘。温甘　甘草

叁两炙
甘平

辛入肺而散氣。半夏之辛。以散結氣。苦入心而瀉熱。黄芩黄連之苦。以泄痞熱。脾欲緩。急食甘以緩之。人參甘草大棗之甘。以緩之。

右柒味。以水壹斗。煑取陸升。去滓。再煑取叁升。温服壹升。日叁服。

太陽少陽併病。而反下之。成結胷。心下鞕。下利不止。水漿不下。其人心煩。太陽少陽併病。為邪氣在半表半裏也。而反下之。二經之邪。乘虛而入。太陽表邪入裏。結於胷中。為結胷。心下鞕。少陽裏邪。乘虛下于腸胃。遂利不止。若邪結陰分。則飲食如故。而為藏結。此為陽邪内結。故水漿不下。而心煩。

脉浮而緊。而復下之。緊反入裏。則作痞。按之自濡。但氣痞耳。浮而緊。浮為傷陽。緊為傷陰。當發其汗。而反下之。若浮入裏。為陽邪入裏。則作結胸。浮不入裏。而緊入裏者。陰邪入裏。則作痞。

太陽中風。下利。嘔逆。表解者。乃可攻之。其人漐漐汗出。發作有時。頭痛。心下痞鞕。滿引脇下痛。乾嘔。短氣。汗出。不惡寒者。此表解。裏未和也。十棗湯主之。〔六〕

下利嘔逆。裏受邪也。邪在裏者。可下。亦須待表解者。乃可攻之。其人漐漐汗出。發作有時。不惡寒者。表已解也。頭痛。心下痞鞕。滿引脇下痛。乾嘔短氣者。邪熱內畜。而有伏飲。是裏未和也。與十棗湯。下熱逐飲。

十棗湯方

芫花熬味辛苦　甘遂苦寒　大戟苦寒　大棗拾枚擘甘溫

辛以散之。芫花之辛。以散飲。苦以泄之。甘遂大戟之苦。以泄水。水者。腎所主也。甘者。脾之味也。大棗之甘者。益土而勝水。

右上叄味。等分。各別擣為散。以水壹升半。先煑大棗肥者拾枚。取捌合。去滓。內藥末。強人服壹錢匕。羸人服半錢。溫服之。平旦服。若下少。病不除者。明日更服。加半錢。得快下利後。糜粥自養。

太陽病。醫發汗。遂發熱惡寒。因復下之。心下痞。表裏俱虛。陰陽氣並竭。無陽則陰獨。復加燒針。因胷煩。面色青黃。膚瞤者。難治。今色微黃。手足溫者。易愈。太陽病。因發汗。遂發熱惡寒者。外虛陽氣。邪復不除也。因復下之。又虛其裏。表中虛邪內陷。傳於心下為痞。發汗表虛為竭陽，下之裏虛為竭陰。表證罷為無陽，裏有痞為陰獨。又加燒針，虛不勝火，火氣內攻，致胷煩也。傷寒之病，以陽為主，其人面色青，膚肉瞤動者，陽氣大虛，故云難治。若面色微黃，手足溫者，即陽氣得復，故云易愈。

心下痞，按之濡，其脉關上浮者，大黃黃連瀉心湯主之。〔七〕

心下鞕，按之痛，關脉沉者，實熱也。心下痞，按之濡，其脉關上浮者，虛熱也，大黃黃連湯，以導其虛熱。

大黃黃連瀉心湯方

大黃貳两，味苦寒　黃連壹两，味苦寒

內經曰：火熱受邪，心病生焉。苦入心，寒除熱。大黃黃連之苦寒，以導瀉心下之虛熱。但以麻沸湯漬服者，取其氣薄而泄虛熱。

右貳味，以麻沸湯貳升漬之，須臾絞去滓，分溫再服。

心下痞。而復惡寒。汗出者。附子瀉心湯主之。[大]心下痞者。虛熱內伏也。惡寒。汗出者。陽氣外虛也。與瀉心湯攻痞。加附子以固陽。

本以下之。故心下痞。與瀉心湯。痞不解。其人渴而口燥煩。小便不利者。五苓散主之。[十九]本因下後成痞。當與瀉心湯除之。若服之。痞不解。其人渴而口燥煩。小便不利者。為水飲內畜。津液不行。非熱痞也。與五苓散。發汗散水則愈。一方。忍之一日乃愈者。不飲者。外水不入。所停之水得行。而痞亦愈也。

傷寒汗出解之後。胃中不和。心下痞鞕。乾噫。食臭。脅下有水氣。腹中雷鳴。下利者。生薑瀉心湯主之。[二十]胃為津液之主。陽氣之根。大汗出後。外亡津液。胃中空虛。客氣上逆。心下痞鞕。金匱要畧曰。中焦氣未和。不能消穀。故令噫乾

以湯攻表之表一作裏 一作痞

噫食臭者，胃虚而不殺穀也。脅下有水氣，腹中雷鳴，土弱不能勝水也。與瀉心湯以攻痞，加生薑以益胃。

傷寒中風，醫反下之，其人下利，日數十行，穀不化，腹中雷鳴，心下痞鞕而滿，乾嘔，心煩不得安。醫見心下痞，謂病不盡，復下之，其痞益甚。此非結熱，但以胃中虚，客氣上逆，故使鞕也。甘草瀉心湯主之。

【註】傷寒中風，是傷寒或中風也。邪氣在表，醫反下之，虚其腸胃而氣内陷也。下利日數十行，穀不化，腹中雷鳴者，下後裏虚胃弱也。心下痞鞕，乾嘔心煩不得安者，胃中空虚，客氣上逆也。與瀉心湯以攻表，加甘草以補虚。前以汗後胃虚，是外傷陽氣，故加生薑；此以下後胃虚，是内損陰氣，故加甘草。

傷寒服湯藥，下利不止，心下痞鞕。服瀉心湯已，復以他藥下之，利不止，醫以理中與之，利益甚理中者，理中焦。此利在下焦，赤石脂禹餘粮湯主之。〔主〕復利不止者，當利其小便。傷寒，服湯藥，下後，利不止，而心下痞鞕者，氣虛而客氣上逆也。與瀉心湯攻之，則痞已。醫復以他藥下之，又虛其裏，致利不止也。理中丸，脾胃虛寒下利者，服之愈。此以下焦虛，故與之，其利益甚。聖濟經曰：滑則氣脫，欲其收也。如開腸洞泄，便溺遺失，澁劑所以收之。此利由下焦不約，與赤石脂禹餘粮湯，以澁固泄。下焦主分清濁，下利者，水穀不分也。若服澁劑而利不止，當利小便，以分其氣。

赤石脂禹餘粮湯方

赤石脂壹斤，碎 味甘溫　禹餘粮壹斤，碎 味甘平

本草云：澁可去脫，石脂之澁，以收斂之。重可去怯，餘粮之重，以鎮固。

已上貳味，以水陸升，煑取貳升，去滓，叁服。

傷寒吐下後，發汗，虛煩，脉甚微，八九日，心下痞鞕，脇下痛，氣上衝咽喉，眩冒，經脉動惕者，久而成痿。傷寒吐下後，發汗，則表裏之氣俱虛，虛煩，脉甚微，為正氣內虛，邪氣獨在，至七八日，正氣當復，邪氣當罷，而心下痞，脇下痛，氣上衝咽喉，眩冒者，正氣內虛而不復，邪氣留結而不去，經脉動惕者，經絡之氣虛極，久則熱氣還經，必成痿弱。

傷寒發汗，若吐若下，解後，心下痞鞕，噫氣不除者，旋復代赭石湯主之。〔三十三〕大邪雖解，以曾發汗吐下，胃氣弱而未和，虛氣上逆，故心下痞鞕，噫氣不除，與旋復代赭石湯，降虛氣而和胃。

旋復代赭石湯方

旋復花叁两 味鹹温　人参貳两 味甘温　生薑伍两 切 味辛温

代赭石壹两 味苦寒　大棗拾貳枚 擘 甘温　甘草

叄兩炙　味甘平　半夏半升洗　味辛溫

鞕則氣堅。鹹味所以耎之。旋復之鹹。以耎痞鞕。怯則氣浮。重劑所以鎮之。代赭之重。以鎮虛逆。辛者。散也。生薑半夏之辛。以散虛痞。甘者。緩也。人參甘草大棗之甘。以補胃弱。

右件柒味。以水壹斗。煑取陸升。去滓。再煎。取叄升。溫服壹升。日叄服。

下後。不可更行桂枝湯。若汗出而喘。無大熱者。可與麻黃杏子甘草石膏湯。〔二十四〕前第三卷。廿六證云。發汗後。不可更行桂枝湯。汗出而喘。無大熱者。為與此證治法同。汗下雖殊。既不當損正氣則一。邪氣所傳既同。遂用一法治之。經所謂若發汗。若下。若吐後者。是矣。

太陽病。外證未除。而數下之。遂協熱而利。利下不止。心下痞鞕。表裏不解者。

桂枝人参湯主之。【一六三】外證未除，而數下之，為重虛其裏，邪熱乘虛而入，裏虛協熱，遂利不止，而心下痞。若表解而下利，心下痞者，可與瀉心湯；若不下利，表不解，而心下痞者，可先解表，而後攻痞。以表裏不解，故與桂枝人参湯，和裏解表。

桂枝人参湯方

桂枝肆两，去皮 味辛熱　甘草肆两，炙 味甘平　白术叁两 味甘平　人参叁两 味甘温　乾薑叁两 味辛熱

表未解者，辛以散之；裏不足者，甘以緩之。此以裏氣大虛，表裏不解，故加桂枝甘草於理中湯也。

右伍味，以水玖升，先煑肆味，取伍升，内桂，更煑取叁升，温服壹升，日再，夜壹服。

傷寒大下後，復發汗，心下痞，惡寒者，表未解也。不可攻痞，當先解表，表解乃可攻痞。解表宜桂枝湯，攻痞宜大黄黄連瀉心湯。〔三六〕大下後，復發汗，則表裏之邪當悉已。此心下痞而惡寒者，表裏之邪俱不解也。因表不解而下之，為心下痞，先與桂枝湯解表，表解乃與大黄黄連瀉心湯攻痞。内經曰：從外之内而盛於内者，先治其外，而後調其内。

傷寒發熱，汗出不解，心下痞鞕，嘔吐而下利者，大柴胡湯主之。〔三七〕傷寒發熱，寒已成熱也。汗出不解，表和而裏病也。吐利，心腹濡耎，為裏虚；嘔吐而下利，心下痞鞕者，是裏實也。與大柴胡湯，以下裏熱。

病如桂枝證，頭不痛，項不強，寸脉微浮，胸中痞鞕，氣上衝咽喉不得息者，此為胸有寒也。當吐之，宜瓜蒂散。〔三八〕病如桂枝證，為發熱、汗出、惡風，言邪在表也。頭痛項強。為桂枝湯證具。若頭不痛。項不強。則邪不在表而傳裏也。浮為在表。沉為在裏。今寸脉微浮。則邪不在表。亦不在裏。而在胷中也。胷中與表相應。故知邪在胷中者。猶如桂枝證而寸脉微浮也。以胷中痞鞕。上衝咽喉。不得息。知寒邪客於胷中。而不在表也。千金曰。浮上部填塞胷心。胷中滿者。吐之則愈。與瓜蔕散。以吐胷中之邪。

瓜蔕散方

瓜蔕壹分 熬黄 味苦寒　赤小豆壹分 味酸温

其高者越之。越以瓜蔕散豉之苦。在上者湧之。以赤小豆之酸。内經曰。酸苦湧泄為陰。

右貳味。各別擣篩為散。已合治之。取壹錢匕。以香豉壹合。用熱湯柒合。煑作稀糜。去滓。取汁和散。溫頓服之。不吐者。少少加。得快吐乃止。諸亡血虚家，不可與瓜蔕散。

病脇下素有痞，連在臍傍，痛引少腹，入陰筋者，此名藏結，死。【注】素有宿昔之積，結於脅下為痞。今因傷寒，邪氣入裏，與宿積相助，使藏真之氣，結而不通，致連在臍傍，痛引少腹，入陰筋而死。

傷寒病，若吐、若下後，七八日不解，熱結在裏，表裏俱熱，時時惡風，大渴，舌上乾燥而煩，欲飲水数升者，白虎加人参湯主之。

【注】若吐若下後，七八日，則當解，復不解，而熱結在裏。表熱者，身熱也；裏熱者，内熱也。本因吐下後，邪氣乘虛内陷為結熱。若無表熱，而純為裏熱，則邪熱結而為實。此以表熱未罷，時時惡風。若邪氣純在表，則惡風無時；若邪氣純在裏，則更不惡風。以時時惡風，知表裏俱有熱也。邪熱結而為實者，則無大渴。邪熱散漫則渴。今雖熱結在裏，表裏俱熱，未為結實，邪氣散漫，熏蒸焦膈，故大渴，舌上乾燥

而煩，欲飲水数升，與白虎加人參湯，散熱生津。傷寒無大熱，口燥渴，心煩，背微惡寒者，白虎加人參湯主之。【圭】無大熱者，為身無大熱也。口燥渴心煩者，當作陽明病，然以背微惡寒，為表未全罷，所以屬太陽也。背為陽，背惡寒，口中和者，少陰病也，當與附子湯。今口燥渴，背雖惡寒，此裏也，則惡寒亦不至甚，故云微惡寒，與白虎湯解表散熱，加人參止渴生津。傷寒脉浮，發熱無汗，其表不解者，不可與白虎湯。渴欲飲水，無表證者，白虎加人參湯主之。【圭】傷寒脉浮，發熱無汗，其表不解，不渴者，宜麻黃湯；渴者，宜五苓散，非白虎所宜。大渴欲水，無表證者，乃可與白虎加人參湯，以散裏熱。臨病之工，大宜精別。太陽少陽併病，心下鞕，頸項強而眩者，當刺大椎、肺俞，慎勿下之。【圭】心下痞鞕而眩者，少陽也；頸項強者，太陽也。刺大椎、肺俞，以瀉太陽之邪，以太陽脉下項俠脅故耳。肝俞以瀉少陽之邪。以膽為肝之府故耳。太陽為在表。少陽為在裏。即是半表半裏證。前第八證云。不可發汗。發汗則讝語。是發汗攻太陽之邪。少陽之邪。益甚于胃。必發讝語。此云慎勿下之。攻少陽之邪。太陽之邪。乘虛入裏。必作結胸。經曰。太陽少陽併病而反下之。成結胸。

太陽與少陽合病。自下利者。與黃芩湯。若嘔者。黃芩加半夏生姜湯主之。〔三四〕

太陽陽明合病。自下利為在表。當與葛根湯發汗。陽明少陽合病。自下利。為在裏。可與承氣湯下之。此太陽少陽合病。自下利。為在半表半裏。非汗下所宜。故與黃芩湯。以和解半表半裏之邪。嘔者。胃氣逆也。故加半夏生薑。以散逆氣。

黃芩湯方

黃芩叁兩 味苦寒

甘草貳兩炙 味甘平

芍藥貳兩 味酸平

大棗拾貳枚擘 味甘温

虛而不實者，苦以堅之。酸以收之、黃芩芍藥之苦酸。以堅斂腸胃之氣、弱而不足者。甘以補之。甘草大棗之甘。以補固腸胃之弱。

右肆味。以水壹斗。煑取叁升。去滓。温服壹升。日再。夜壹服。若嘔者。加半夏半升。生薑叁兩。

傷寒。胸中有熱。胃中有邪氣。腹中痛。欲嘔吐者。黃連湯主之。〔卅五〕濕家下後。舌上如胎者。以丹田有熱。胸上有寒。是邪氣入裏。而為下熱上寒、也。此傷寒、邪氣傳裏。而為下寒上熱也。胃中有邪氣。使陰陽不交。陰不得升而獨治於下。為下寒。腹中痛。陽不得降而獨治於上。為胸中熱。欲嘔吐。與黃連湯。升降陰陽之氣。

黃連湯方

黃連味苦寒　甘草炙。味甘平　乾薑味辛熱　桂枝

去皮味辛熱各叁兩　人參貳兩味甘溫　半夏半升洗味甘溫

大棗拾貳枚擘味甘溫

上熱者，泄之以苦，黃連之苦以降陽；下寒者，散之以辛，桂薑半夏之辛以升陰。脾欲緩，急食甘以緩之，人參甘草大棗之甘以益胃。

右柒味，以水壹斗，煑取陸升，去滓，溫服壹升，日叁服，夜貳服。

傷寒八九日，風濕相搏，身體疼煩，不能自轉側，不嘔不渴，脉浮虛而濇者，桂枝附子湯主之。[三十八]傷寒與中風家，至七八日，再經之時，則邪氣多在裏，身必不若疼痛。今日數多，復身體疼煩，不能自轉側者，風濕相搏也。煩者，風也；身疼不能自轉側者，濕也。經曰：風則浮虛。脉經曰：脉來濇者，為病寒濕也。不嘔不渴。裏無邪也。脉得浮虚而濇。身有疼煩。知風濕但在經也。與桂枝附子湯。以散表中風濕。若其人大便鞕。小便自利者。去桂枝。加白术湯主之。

〔注〕桂發汗走津液。此小便利。大便鞕。爲津液不足。去桂加术。

桂枝附子湯方

桂枝肆兩，去皮，味辛熱　附子叁枚，炮，去皮，破，捌片，辛熱　生薑叁兩，切，辛温　甘草貳兩，炙，味甘温　大棗拾貳枚，擘，味甘温

風在表者。散以桂枝甘草之辛甘。濕在經者。逐以附子之辛熱。薑棗辛甘。行榮衛。通津液。以和表也。

右伍味。以水陸升。煑取貳升。去滓。分温叁服。

風濕相搏。骨節煩疼。掣痛不得屈伸。近之則痛劇。

汗出短氣，小便不利，惡風不欲去衣，或身微腫者，甘草附子湯主之。［方八］風則傷衛，濕流關節，風濕相摶，兩邪亂經，故骨節疼煩掣痛，不得屈伸，近之則痛劇也。風勝則衛氣不固，汗出短氣，惡風不欲去衣，為風在表；濕勝則水氣不行，小便不利，或身微腫，為濕外摶也。與甘草附子湯，散濕固衛氣。

甘草附子湯方

甘草貳兩，炙。味甘平　附子貳枚，炮，去皮。味辛熱　白朮貳兩。味甘溫　桂枝肆兩，去皮。味辛熱

桂枝、甘草之辛甘，發散風邪而和衛。附子、白朮之辛甘，解濕氣而溫經。

右肆味，以水陸升，煮取叁升，去滓，溫服壹升，日叁服。初服得微汗則解，能食，汗出復煩者，服伍

合。恐壹升多者。宜服陸柒合為妙。

傷寒脉浮滑。此表有熱。裏有寒。白虎湯主之。註浮為在表。滑為在裏。表有熱。外有熱也。裏有寒。有邪氣傳裏也。以邪未入腑。故止言寒。如瓜蒂散證云胷上有寒者是矣。與白虎湯。以解內外之邪。

白虎湯方

知母陸兩味苦寒　石膏壹斤碎味甘寒　甘草貳兩甘溫

粳米陸合味甘平

內經曰。熱淫所勝。佐以苦甘。知母石膏之苦甘。以散熱。熱則傷氣。甘以緩之。甘草粳米之甘。以益氣。

右肆味。以水壹斗。煑米熟湯成。去滓。溫服壹升。

日叁服。

傷寒脉結代，心動悸，炙甘草湯主之。[卒]結代之脉，動而中止，能自還者，名曰結；不能自還者，名曰代。由血氣虚衰，不能相續也。心中悸動，知真氣內虚也。與炙甘草湯，益虚補血氣而復脉。

炙甘草湯方

甘草肆兩，炙，味甘平　生薑叁兩，切，味辛温　桂枝叁兩，去皮，味辛熱　人參貳兩，味甘温　生地黄壹斤，味甘寒　阿膠貳兩，味甘温　麥門冬半斤，去心，味甘平　麻子仁半升，味甘平　大棗拾貳枚，擘，味甘温

補可以去弱，人參、甘草、大棗之甘，以補不足之氣；桂枝、生薑之辛，以益正氣。聖濟經曰：津耗散

為枯。五藏痿弱，榮衛涸流，濕劑所以潤之。麻仁阿膠麥門冬地黃之甘，潤經益血，復脉通心也。

右玖味，以清酒柒升，水捌升，先煮捌味，取叁升，去滓，内膠烊消盡，温服壹升，日叁服。一名復脉湯。

脉按之來緩，而時一止復來者，名曰結。又脉來動而中止，更來小數，中有還者反動，名曰結，陰也。脉來動而中止，不能自還，因而復動，名曰代，陰也。得此脉者，必難治。

結代之脉，一為邪氣留結，一為真氣虛衰。脉來動而中止，若能自還更來小數，止是邪氣留結，名曰結陰；若動而中止，不能自還，因其呼吸，陰陽相引，復動者，是真氣衰極，名曰代陰，為難治之脉。經曰：脉結者生，代者死。此之謂也。

釋音

俛音免俯也 瞤如倫切目動也 匱求位切匣也 痿於危切痺病也 耎音軟柔也

椎音鎚 掣昌列切挽也 涸乎各切竭也 烊音羊爍也

註解傷寒論卷第五　仲景全書第十五

漢　長沙守　張仲景　述

晉　太醫令　王叔和　撰次

宋　聊攝人　成無已　註解

明　虞山人　趙開美　校句

辨陽明脉證并治第八

問曰：病有太陽陽明，有正陽陽明，有少陽陽明，何謂也？荅曰：太陽陽明者，脾約是也。陽明，胃也。邪自太陽經傳之入府者，謂之太陽陽明。經曰：太陽病，若吐、若下、若發汗後，微煩，小便數，大便因鞕者，與小承氣湯，即是太陽陽明脾約病也。正陽陽明者，胃家實是也。邪自陽明經傳入府者，謂之正陽陽明。經曰：陽明病，脉遲，雖汗出，不惡寒，其身必重，短氣，腹滿而喘，有潮熱者，外欲解，可攻裏也。手足濈濈然汗出者，此大便已鞕也，大承氣湯主之。即是正陽陽明胃家實也。少陽陽明者，發汗，利小便已，胃中燥煩實，大便難是也。邪自少陽經傳之入府者，謂之少陽陽明。經曰：傷寒，脉弦細，頭痛，發熱者，屬少陽。少陽不可發汗，發汗則讝語，此屬胃。即是少陽陽明病也。陽明之為病，胃家實也。邪傳入胃，熱毒留結，則胃家為實。華佗曰：熱毒入胃，要須下去之，不可留於胃中。是知邪在陽明，為胃家實也。問曰：何緣得陽明病？荅曰：太陽病發汗，若下，若利小便，此亡津液，胃中乾燥，因轉屬陽明，不更衣，內實，大便難者，此名陽明也。本太陽病不解，因汗、利小便，亡津液，胃中乾燥，太陽之邪入府，轉屬陽明。古人登厠必更衣，不更衣者，通為不大便。不更衣，則胃中物不得泄，故為內實。

胃無津液，加之畜熱，大便則難，為陽明裏實也。問曰：陽明病外證云何？答曰：身熱，汗自出，不惡寒，反惡熱也。陽明病，為邪入府也。邪在表，則身熱汗出而惡寒；邪既入府，則表證已罷，故不惡寒，但身熱汗出而惡熱也。問曰：病有得之一日，不發熱而惡寒者，何也？答曰：雖得之一日，惡寒將自罷，即自汗出而惡熱也。邪客在陽明，當發熱而不惡寒，今得之一日，猶不發熱而惡寒者，即邪未全入府，尚帶表邪；若表邪全入，則更無惡寒，必自汗出而惡熱也。問曰：惡寒何故自罷？答曰：陽明居中，土也，萬物所歸，無所復傳，始雖惡寒，二日自止，此為陽明病也。胃為水穀之海，主養四旁。四旁有病，皆能傳入於胃。入胃則更不復傳。如太陽傳之入胃，則更不傳陽明；陽明病傳之入胃，則更不傳少陽；少陽病傳之入胃，則更不傳三陰。本太陽，初得病時，發其汗，汗先出不徹，因轉屬陽明也。傷寒傳經者，則一日太陽，二日陽明。此太陽傳經，故曰轉屬陽明。

傷寒發熱無汗，嘔不能食，而反汗出濈濈然者，是轉屬陽明也。傷寒發熱無汗，嘔不能食者，陽明受病也。若反汗出濈濈然者，太陽之邪轉屬陽明也。經曰：陽明病法多汗。

傷寒三日，陽明脉大。傷寒三日，邪傳陽明之時。經曰：尺寸俱長者，陽明受病，當二三日發。陽明氣血俱多，又邪併於經，是以脉大。

傷寒脉浮而緩，手足自溫者，是為繫在太陰。太陰者，身當發黃，若小便自利者，不能發黃。至七八日大便鞕者，為陽明病也。浮為陽邪，緩為脾脉。傷寒脉浮緩，太陰客熱。邪在三陽，則手足熱；邪在三陰，則手足寒。今手足自溫，是知繫在太陰也。太陰，土也，為邪烝之，則色見于外，當發身黃。小便自利者，熱不內畜，不能發黃。至七八日大便鞕者，即太陰之邪入府，轉屬陽明也。

傷寒轉繫陽明者，其人濈然微汗出也。傷寒則無汗，陽明法多汗，此以傷寒邪轉繫陽明，故濈然微汗出。

陽明中風，口苦咽乾，腹滿微喘，發熱惡寒，脉浮而緊。若下之，則腹滿小便難也。脉浮在表，緊為裏實。陽明中風，口苦咽乾，腹滿微喘者，熱傳於裏也。發熱惡寒者，表仍未解也。若下之，裏邪雖去，表邪復入于裏，又亡津液，故使腹滿而小便難。

陽明病，若能食，名中風；不能食，名中寒。陽明病，以飲食別受風寒者，以胃為水穀之海。風為陽邪，陽殺穀，故中風者能食；寒為陰邪，陰邪不殺穀，故傷寒者不能食。

陽明病，若中寒，不能食，小便不利，手足濈然汗出，此欲作固瘕，必大便初鞕後溏。所以然者，以胃中冷，水穀不別故也。陽明中寒不能食者，寒不殺穀也。小便不利，若津液不化也。陽明病，法多汗，則周身汗出。此手足濈然而汗出，而身無汗者，陽明中寒也。固瘕者，寒氣結積也。胃中寒甚，欲留結而為固瘕，則津液不得通行，而大便必鞕者，若汗出，小便不利者，為實也。此以小便不利，水穀不別，雖大便初鞕，後必溏也。

陽明病，欲食，小便反不利，大便自調，其人骨節疼，翕翕如有熱狀，奄然發狂，濈然汗出而解者，此水不勝穀氣，與汗共併，脉緊則愈。陽病客熱，初傳入胃，胃熱則消穀而欲食。陽明病熱為實者，則小便當數，大便當鞕。今小便反不利，大便自調者，熱氣散漫，不為實也。欲食，則胃中穀多。内經曰：食入于陰，長氣于陽。穀多則陽氣勝，熱消津液則水少。經曰：水入于經，其血乃成。水少則陰血弱。金匱要畧曰：陰氣不通，即骨疼。其人骨節疼者，陰氣不足也。熱甚于表者，翕翕發熱；熱甚于裏者，烝烝發熱。此熱氣散漫，不專著于表裏，故翕翕如有熱狀，奄忽也。忽然發狂者，陰不勝陽也。内經曰：陰不勝其陽者，則脈流薄疾，并乃狂。陽明蘊熱為實者，須下之愈；熱氣散漫，不為實者，必待汗出而愈，故云濈然而汗出解也。水穀之等者，陰陽氣平也；水不勝穀氣，是陰不勝陽也。汗出則陽氣衰，脈緊則陰氣生，陰陽氣平，兩無偏勝則愈，故云與汗共并，脈緊則愈。陽明病，欲解時，從申至戌上。四月為陽，土王於申、酉、戌，向王時，是為欲解。

陽明病，不能食，攻其熱必噦。所以然者，胃中虛冷故也。以其人本虛，故攻其熱必噦。不能食，胃中本寒，攻其熱，復虛其胃，虛寒相搏，故令噦也。經曰：關脈弱，胃氣虛，有熱不可大攻之，熱去則寒起，此之謂也。

陽明病，脈遲，食難用飽，飽則微煩頭眩，必小便難，此欲作穀疸。雖下之，腹滿如故。所以然者，脈遲故也。陽明病，脈遲，則邪方入裏，熱未為實也。食入於陰，長氣於陽。胃中有熱，食難用飽，飽則微煩而頭眩者，穀氣與熱氣相搏也。兩熱相合，消慱津夜，必小便難利者。不能發黄。言熱得泄也。小便不利。則熱不得泄。身必發黄。疸。黄也。以其發於穀氣之熱。故名穀疸。熱實者。下之則愈。脉遲為熱氣未實。雖下之。腹滿亦不减也。經曰。脉遲尚未可攻。

陽明病。法多汗。反無汗。其身如蟲行皮中狀者。此以久虚故也。胃為津液之本。氣虚津液少。病則反無汗。胃候身之肌肉。其身如蟲行皮中者。知胃氣久虚也。

陽明病。反無汗而小便利。二三日嘔而欬。手足厥者。必苦頭痛。若不欬不嘔。手足不厥者。頭不痛。陽明病。法多汗。反無汗而小便利者。陽明傷寒。而寒氣内攻也。至二三日嘔欬而支厥者。寒邪發於外也。必苦頭痛。若不欬不嘔。手足不厥者。是寒邪俱攻裏而不外發。其頭亦不痛也。

陽明病。但頭眩。不惡寒。故能食而欬。其人必咽痛。若不欬者。咽不痛。陽明病。身不重痛。但頭眩而不惡寒者。陽明中風。而風氣内攻也。經

曰陽明病若能食名中風風邪攻胃胃氣上逆則欬咽門者胃之系欬甚則咽傷故必咽痛若胃氣不逆則不欬其咽亦不痛也

陽明病無汗小便不利心中懊憹者身必發黃陽明病無汗而小便不利者熱蘊於內而不得越心中懊憹者熱氣鬱烝欲發於外而為黃也

陽明病被火額上微汗出小便不利者必發黃陽明病則為內熱被火則火熱相合而甚若遍身汗出而小便利者熱得泄越不能發黃今額上小汗出而小便不利則熱不得越鬱烝於胃必發黃也

陽明病脉浮而緊者必潮熱發作有時但浮者必盜汗出浮為在經緊者裏實脉浮而緊者表熱裏實也必潮熱發作有時若脉但浮而不緊者止是表熱也必盜汗出盜汗者睡而汗出也陽明病裏熱者自汗表熱者盜汗

陽明病口燥但欲漱水不欲嚥者此必衄陽明之脉起於鼻絡於口陽明裏熱則渴欲飲水此口燥但欲

飲水，不欲嚥者，是熱在經，而裏無熱也。陽明氣血俱多，經中熱甚，迫血妄行，必作衂也。

陽明病，本自汗出，醫更重發汗，病已差，尚微煩不了了者，此大便必鞕故也。以亡津液，胃中乾燥，故令大便鞕。當問其小便日幾行，若本小便日三四行，今日再行，故知大便不久出。今為小便數少，以津液當還入胃中，故知不久必大便也。先亡津液，使大便鞕，小便數少，津液分別，大便必自下也。

傷寒嘔多，雖有陽明證，不可攻之。嘔者，熱在上焦，未全入府，故不可下。

陽明病，心下鞕滿者，不可攻之。攻之利遂不止者死，利止者愈。陽明病腹滿者，為邪氣入府，可下之。心下鞕滿，則邪氣尚淺，未全入府，不可便下之。得利止者，為邪氣去，正氣安，正氣安則愈。若因下利不止者，為正氣脫而死。陽明病，面合赤色，不可攻之，必發熱色黃，小便不利也。合，通也。陽明病面色通赤者，熱在經也。不可下之，下之虛其胃氣，耗其津液，經中之熱乘虛入胃，必發熱色黃，小便不利也。

陽明病，不吐不下，心煩者，可與調胃承氣湯。[一] 吐後心煩，謂之內煩；下後心煩，謂之虛煩。今陽明病，不吐不下，心煩，即是胃有鬱熱也，與調胃承氣湯，以下鬱熱。

陽明病，脉遲，雖汗出，不惡寒者，其身必重，短氣，腹滿而喘，有潮熱者，此外欲解，可攻裏也。手足濈然而汗出者，此大便已鞕也，大承氣湯主之。若汗多，微發熱惡寒者，外未解也，其熱不潮，未可與承氣湯。若腹大滿不通者，可與小承氣湯。[二] 微和胃氣，勿令大泄下。陽明病。脉遲。若汗出多。微發熱惡寒者。表未解也。若脉遲。雖汗出而不惡寒者。表證罷也。身重短氣。腹滿而喘。有潮熱者。熱入府也。四肢諸陽之本。津液足為熱烝之。則周身汗出。津液不足。為熱烝之。其手足濈然而汗出。知大便已鞕也。與大承氣湯以下胃熱。經曰。潮熱者。實也。其熱不潮。是熱未成實。故不可便與大承氣湯。雖有腹大滿不通之急。亦不可與大承氣湯。與小承氣湯。微和胃氣。

大承氣湯方

大黄肆兩苦寒酒洗　厚朴半斤苦温炙去皮　枳實伍枚苦寒炙

芒消叁合鹹寒

内經曰。燥淫所勝。以苦下之。大黄枳實之苦。以潤燥除熱。又曰。燥淫於內。治以苦温。厚朴之苦下結燥。又曰。熱淫所勝。治以鹹寒。芒消之鹹。以攻蘊熱。

右肆味。以水壹斗。先煑貳物。取伍升。去滓。内大黄，煑取貳升，去滓，内芒消，更上火，微壹两沸，分温再服。得下，餘勿服。

小承氣湯方

大黄肆两　厚朴貳两，炙，去皮　枳實叁枚，大者，炙

大熱結實者，與大承氣湯。小熱微結者，與小承氣湯。以熱不大甚，故於大承氣湯去芒消；又以結不至堅，故不減厚朴、枳實也。

已上三味，以水肆升，煑取壹升貳合，去滓，分温二服。初服湯，當更衣，不爾者，盡飲之；若更衣者，勿服之。

陽明病，潮熱，大便微鞕者，可與大承氣湯，不鞕者

不與之。若不大便六七日，恐有燥屎，欲知之法，少與小承氣湯，湯入腹中，轉失氣者，此有燥屎也，乃可攻之。若不轉失氣者，此但初頭鞕，後必溏，不可攻之，攻之必脹滿不能食也。欲飲水者，與水則噦。其後發熱者，必大便復鞕而少也，以小承氣湯和之。不轉失氣者，慎不可攻也。〔三〕潮熱者，實，得大便微鞕者，便可攻之；若不大便鞕者，則熱未成實，雖有潮熱，亦未可攻。若不大便六七日，恐有燥屎，當先與小承氣湯漬之。如有燥屎，小承氣湯熱勢緩，不能宣泄，必轉氣下失；若不轉失氣，是胃中無燥屎，但腸間少鞕耳，止初頭鞕，後必溏，攻之則虛其胃，致腹脹滿不能食也。胃中乾燥，則欲飲水，水入胃中，虛寒相搏，氣逆則噦。其後却發熱者，則熱氣乘虛還復聚於胃中，胃燥得熱，必大便復鞕而少，與小承氣湯微利與和之。

故以重云不轉失氣，不可攻內慎之至。夫實則譫語，虛則鄭聲。鄭聲，重語也。內經曰：邪氣盛則實，精氣奪則虛。譫語由邪氣盛而神識昏也；鄭聲由精氣奪而聲不全也。譫語者，言語不次也；鄭聲者，鄭音不正也。論語云：惡鄭聲之亂雅樂。又曰：放鄭聲，遠佞人。鄭聲淫，佞人殆。言鄭聲不正也。今新差氣虛，人聲轉者，是所謂重語者也。若聲重亦聲轉之故。直視，譫語，喘滿者死，下利者亦死。直視譫語，邪勝也。喘滿為氣上脫，下利為氣下脫，是皆主死。發汗多，若重發汗者，亡其陽，譫語，脈短者死，脈自和者不死。亡陽胃燥，譫語者，脈短，津液已絕，不可復治；脈自和，為正氣未衰而尤可生也。傷寒若吐若下後不解，不大便五六日，上至十餘日，日晡所發潮熱，不惡寒，獨語如見鬼狀。若劇者，發則不識人，循衣摸牀，惕而不安，微喘直視。脉弦者生。濇者死。微者但發熱讝語者。大承氣湯主之。〔四〕若一服利。止後服。若吐若下。皆傷胃氣。不大便五六日。上至十餘日者。亡津液。胃氣虛。邪熱内結也。陽明王於申酉戌。日晡所發潮熱者。陽明熱甚也。不惡寒者。表證罷也。獨語如見鬼狀者。陽明内實也。以為熱氣有餘。若劇者。是熱氣甚大也。熱大甚於内。昏冒正氣。使不識人。至於循衣摸牀。惕而不安。微喘直視。傷寒陽勝而陰絶者死。陰勝而陽絶者死。熱劇者為陽勝。脉弦為陰有餘。濇為陰不足。陽熱雖劇。脉弦。知陰未絶。而猶可生。脉濇則絶陰。不復可治。其邪熱微而未至於劇者。但發熱讝語。可與大承氣湯。以下胃中熱。經曰。凡服下藥。中病即止。不必盡劑。此以熱未劇。故云若一服利。則止後服。

陽明病。其人多汗。以津液外出。胃中燥。大便必鞕。鞕則讝語。小承氣湯主之。〔五〕若一服讝語止。更莫復服。亡津液。胃燥。大便鞕。而讝語。雖無大熱内結，亦須與小承氣湯和其胃氣，得一服讝語止，則胃燥以潤，更莫復與承氣湯，以本無實熱故也。

陽明病，讝語發潮熱，脉滑而疾者，小承氣湯主之。

[六]因與承氣湯一升，腹中轉氣者，更服一升；若不轉失氣，勿更與之。明日不大便，脉反微澁者，裏虛也，為難治，不可更與承氣湯也。

陽明病，讝語發潮熱，若脉沉實者，內實者也，則可下。若脉滑疾，為裏熱未實，則未可下。先與小承氣湯和之，湯入腹中，轉失氣者，中有燥屎，可更與小承氣湯一升以除之；若不轉失氣者，是無燥屎，不可更與承氣湯。至明日邪氣傳時，脉得沉實緊牢之類，是裏實也；反得微澁者，裏氣大虛也。若大便利後，脉微澁者，止為裏虛而猶可，此又不大便，脉反微澁，是正氣內衰，為邪所勝，故云難治。

陽明病，讝語有潮熱，反不能食者，胃中必有燥屎五六枚也；若能食者但鞕尒。宜大承氣湯下之。〔七〕讝語潮熱。為胃熱。當消谷引食。反不能食者。胃中有燥屎。而胃中實也。若能食者。胃中虛熱。雖鞕。不得為有燥屎。雜病。虛為不欲食。實為欲食。傷寒、則胃實熱。甚者不能食。胃中虛熱甚者能食。與雜病為異也。大承氣湯以下燥屎。逐結熱。

陽明病。下血讝語者。此為熱入血室。但頭汗出者。刺期門。隨其實而瀉之。濈然汗出則愈。陽明病熱入血室。迫血下行。使下血讝語。陽明病法多汗。以奪血者。無汗。故但頭汗出也。刺期門以散血室之熱。隨其實而瀉之。以除陽明之邪熱。散邪除熱。榮衛得通。津液得復。濈然汗出而解。

汗出讝語者。以有燥屎在胃中。此為風也。須下之。過經乃可下之。下之若早。語言必亂。以表虛裏熱故也。下之則愈。宜大承氣湯。〔八〕胃中有燥屎則讝語。以汗出為表未罷。故云風也。燥屎在胃。則當下。以表未和，則未可下，須過太陽經，無表證，乃可下之。若下之早，燥屎雖除，則表邪乘虛復陷於裏，為表虛裏實，胃虛熱甚，語言必亂，與大承氣湯，却下胃中邪熱則止。

傷寒四五日，脉沉而喘滿，沉為在裏，而反發其汗，津液越出，大便為難，表虛裏實，久則讝語。邪氣入内之時，得沉脉而喘滿，裏證具也，則當下之，反發其汗，令津液越出，胃中乾燥，大便必難，久則屎燥胃實，必發讝語。

三陽合病，腹滿身重，難以轉側，口不仁而面垢，讝語遺尿，發汗則讝語，下之則額上生汗，手足逆冷，若自汗出者，白虎湯主之。〔九〕腹滿身重，難以反側，口不仁，讝語者，陽明也。《針經》曰：少陽病甚則面微塵，此面垢者，少陽也；遺尿者，太陽也。三者以陽明證多，故出陽明篇中。三陽合病，為表裏有邪，若發汗攻表，則燥熱益甚，必愈讝語；若下之攻裏，表熱乘虛内陷，必額上汗出，手足逆冷；其自汗出者，三陽經熱甚也。內經曰。熱則腠理開。榮衛通。汗大泄。與白虎湯。以解內外之熱。二陽併病。太陽證罷。但發潮熱。手足漐漐汗出。大便難而讝語者。下之則愈。宜大承氣湯。〔十〕本太陽病。併於陽明。名曰併病。太陽證罷。是無表證。但發潮熱。是熱併陽明。一身汗出。為熱越。今手足漐漐汗出。是熱聚於胃也。必大便難而讝語。經曰。手足漐然而汗出者。必大便已鞕也。與大承氣湯。以下胃中實熱。

陽明病。脉浮而緊。咽燥口苦。腹滿而喘。發熱汗出。不惡寒。反惡熱。身重。若發汗則躁。心憒憒。反讝語。若加燒針。必怵惕煩躁。不得眠。若下之。則胃中空虛。客氣動膈。心中懊憹。舌上胎者。梔子豉湯主之。〔十一〕脉浮發熱。為邪在表。咽燥口苦。為熱在經。脉緊腹滿而喘。汗出不惡寒。反惡熱。身重。為邪在裏。此表裏俱有邪猶當和解之。若發汗攻表，表熱雖除，而内熱益甚，故躁而憒憒，反讝語。憒憒者，心亂。經曰：榮氣微者，加燒針則血不行，更發熱而躁煩。此表裏有熱，若加燒針，則損動陰氣，故怵惕煩躁不得眠也。若下，裏熱雖去，則胃中空虛，表中客邪之氣，乘虛陷於上焦，煩動於膈，使心中懊憹而不了了也。舌上胎黄者，熱氣客於胃中，舌上胎白，知熱氣客於胷中，與梔子豉湯，以吐胷中之邪。**若渴欲飲水，口乾舌燥者，白虎加人參湯主之。**〔十二〕若下後，邪熱客於上焦者，為虛煩。此下後，邪熱不客於上焦，而客於中焦者，是為乾燥煩渴，與白虎加人參湯，散熱潤燥。

若脉浮，發熱，渴欲飲水，小便不利者，猪苓湯主之。〔十三〕此下後客熱客於下焦者也。邪氣自表入裏，客於下焦，三焦俱帶熱也。脉浮發熱者，上焦熱也。渴欲飲水者，中焦熱也。小便不利者，邪客下焦，津液不得下通也。與猪苓湯利小便，以瀉下焦之熱也。

猪苓湯方

猪苓去皮 甘平　茯苓甘平　阿膠甘平　滑石碎 甘寒

澤瀉甘鹹寒 各壹两

甘甚而反淡淡味滲泄為陽猪苓茯苓之甘以行小便鹹味涌泄為陰澤瀉之鹹以泄伏水滑利竅阿膠滑石之滑以利水道

右伍味以水肆升先煮肆味取貳升去滓内下阿膠烊消温服柒合日叁服

陽明病汗出多而渴者不可與猪苓湯以汗多胃中燥猪苓湯復利其小便故也針經曰水穀入於口輸於腸胃其液別為五天寒衣薄則為溺天熱衣厚則為汗是汗溺一液也汗多為津液外泄胃中乾燥故不可與

猪苓湯利小便也。

脉浮而遲。表熱裏寒。下利清穀者。四逆湯主之。十四

浮為表熱。遲為裏寒。下利清穀者。裏寒甚也。與四逆湯温裏散寒。

若胃中虛冷。不能食者。飲水則噦。

噦者。咳逆是也。千金曰。咳逆者。噦逆之名。胃中虛冷。得水則水寒相搏。胃氣逆而噦。

脉浮發熱。口乾鼻燥。能食者。則衂。

脉浮發熱。口乾鼻燥者。熱在經也。能食者。裏和也。熱甚於經。迫血為衂。胃中虛冷。陰勝也。水入於經。其血乃成。飲水者。助陰。氣逆為噦。發熱口乾。陽勝也。食入於陰。長氣於陽。能食者。助陽。血妄為衂。三者。偏陰偏陽之疾也。

陽明病。下之。其外有熱。手足温。不結胷。心中懊憹。饑不能食。但頭汗出者。梔子豉湯主之。十五

表未罷而下者。應邪熱內陷也。熱內陷者。則外熱而無手足寒。今外有熱而手足温者。熱雖內陷。然而不深。故不作結胷也。心中懊憹。饑不能食者。熱客胷中。為虛煩也。熱自胷中熏烝

於上。故但頭汗出。而身無汗。與梔子豉湯。以吐胷中之虛煩。

陽明病。發潮熱。大便溏。小便自可。胷脇滿。不去者。小柴胡湯主之。〔十六〕

陽明病。潮熱為胃實。大便鞕而小便數。今大便溏。小便自可。則胃熱未實。而水穀不別也。大便溏者。應氣降。而胷脇滿去。今反不去者。邪氣猶在半表半裏之間。與小柴胡湯。以去表裏之邪。

陽明病。脇下鞕滿。不大便而嘔。舌上白胎者。可與小柴胡湯。〔十七〕上焦得通。津液得下。胃氣因和。身濈然而汗出解也。

陽明病。腹滿。不大便。舌上胎黃者。為邪熱入府。可下。若脇下鞕滿。雖不大便而嘔。舌上白胎者。為邪未入府。在表裏之間。與小柴胡湯。以和解之。上焦得通。則嘔止。津液得下。則胃氣因和。汗出而解。

陽明中風。脉弦浮大而短氣。腹部滿。脇下及心痛。久按之。氣不通。鼻乾。不得汗。嗜卧。一身及面目悉黄。小便難。有潮熱時時噦。耳前後腫。刺之小差。外不解。病過十日。脈續浮者。與小柴胡湯。〔十八〕脈但浮。無餘證者。與麻黄湯。〔十九〕若不尿。腹滿加噦者。不治。浮大為陽。風在表也。弦則為陰。風在裏也。短氣腹滿。脇下及心痛。風熱壅於腹中而不通也。若寒客於内而痛者。按之則寒氣散而痛止。此以風熱内壅。故雖久按而氣亦不通。陽明病。鼻乾不得卧。自汗出者。邪在表也。此鼻乾不得汗而嗜卧者。風熱内攻。不干表也。一身面目悉黄。小便難。有潮熱。時時噦者。風熱攻於胃也。陽明之脈。出大迎。循頰車。上耳前。過客主人。熱勝則腫。此風熱在經。故耳前後腫。刺之。經氣通。腫則小差。如此者。外證罷。則可攻。若外證不解。雖過十日。脈續浮者。邪氣猶在半表半裏。與小柴胡湯以和解之。若其脈但浮而不弦。又無諸裏證者。是邪但在表也。可與麻黄湯以發其汗。若不尿。腹滿加噦者。關格之疾也。故云不治。難經曰。關格者。不得盡其命而死。

陽明病。自汗出。若發汗。小便自利者。此為津液內竭。雖硬不可攻之。當須自欲大便。宜蜜煎導而通之。若土瓜根及與大猪膽汁。皆可為導。〔二三三〕津液內竭。腸胃乾燥。大便因硬。此非結熱。故不可攻。宜以藥外治而導引之。

蜜煎導方

蜜柒合。

壹味。內銅器中。微火煎之。稍凝似飴狀。攪之。勿令焦著。欲可丸。併手捻作挺。令頭銳。大如指。長二寸許。當熱時急作。冷則硬。以內穀道中。以手急抱。欲大便時乃去之。

猪膽汁方

大猪膽壹枚，瀉汁和醋少許，以灌穀道中，如一食頃，當大便出。

陽明病，脉遲，汗出多，微惡寒者，表未解也，可發汗，宜桂枝湯。〔二三十〕

陽明病，脉遲，汗出多，當責邪在裏；以微惡寒，知表未解，與桂枝湯和表。

陽明病，脉浮，無汗而喘者，發汗則愈，宜麻黄湯。〔二三一〕

陽明傷寒，表實，脉浮，無汗而喘也，與麻黄湯以取汗。

陽明病，發熱汗出，此為熱越，不能發黄也。但頭汗出，身無汗，劑頸而還，小便不利，渴引水漿者，此為瘀熱在裏，身必發黄，茵蔯湯主之。〔二三二〕

但頭汗出，身無汗，劑頸而還者，熱不得越也。小便不利，渴引水漿者，熱甚於胃，津液内竭也。胃為土而色黄，胃為熱蒸，則色奪於外，必發黄也。與茵蔯湯逐熱退黄。

茵蔯湯方

茵蔯蒿 陸两 苦微寒 梔子 拾肆枚 擘 苦寒 大黄 貳两 去皮 苦寒

小熱之氣，凉以和之；大熱之氣，寒以取之。茵蔯、梔子之苦寒，以逐胃燥。宜下必以苦，宜補必以酸。大黄之苦寒，以下瘀熱。

右叁味，以水壹斗，先煑茵蔯，减陸升，内貳味，煑取叁升，去滓，分温叁服。小便當利，尿如皂角汁狀，色正赤。一宿腹减，黄從小便去也。

陽明證，其人喜忘者，必有畜血。所以然者，本有久瘀血，故令喜忘。屎雖鞕，大便反易，其色必黑，宜抵當湯下之。〔二三四〕內經曰。血并於下。亂而喜忘。此下本有久瘀血。所以喜忘也。津液少。大便鞕。以畜血在內。屎雖鞕。大便反易。其色黑也。與抵當湯以下瘀血。

陽明病。下之。心中懊憹而煩。胃中有燥屎者。可攻。腹微滿。初頭鞕。後必溏。不可攻之。若有燥屎者。宜大承氣湯。〔二三五〕下後心中懊憹而煩者。虛煩也。當與梔子豉湯。若胃中有燥屎者。非虛煩也。可與大承氣湯下之。其腹微滿。初頭鞕。後必溏。是無燥屎。此熱不在胃而在上也。故不可攻。

病人不大便五六日。繞臍痛。煩躁。發作有時者。此有燥屎。故使不大便也。不大便六七日者。則大便必結為燥屎也。胃中燥實。氣不得下通。故繞臍痛煩躁。發作有時也。

病人煩熱。汗出則解。又如瘧狀。日晡所發熱者。屬陽明也。脉實者。宜下之。脉浮虛者。宜發汗。下之與大承氣湯。發汗，宜桂枝湯。〔二十六〕雖得陽明證，未可便為裏實，審看脈候，以別内外。其脈實者，熱已入府，為實，可與大承氣湯下之。其脈浮虛者，是熱未入府，猶在表也，可與桂枝湯發汗則愈。

大下後，六七日不大便，煩不解，腹滿痛者，此有燥屎也。所以然者，本有宿食故也。宜大承氣湯。〔二十七〕大下之後，則胃弱不能消穀，至六七日不大便，則宿食以結不消，故使煩熱不解，而腹滿痛，是知有燥屎也。與大承氣湯以下除之。

病人小便不利，大便乍難乍易，時有微熱，喘冒不能臥者，有燥屎也。宜大承氣湯。〔二十八〕小便利，則大便鞕。此以有燥屎，故小便不利，而大便乍難乍易。胃熱者，發熱，喘冒無時，及嗜臥也。此燥屎在胃，故時有微熱，喘冒不得臥也。與大承氣湯以下燥屎。

食穀欲嘔者，屬陽明也。吴茱萸湯主之。〔二十九〕得湯反劇者，屬上焦也。上焦主内。胃為之市。食穀欲嘔者胃不受也。與吳茱萸湯。以温胃氣。得湯反劇者。上焦不内也。以治上焦法治之。

吳茱萸湯方

吳茱萸壹升洗　辛熱　人參叁两　甘温　生薑陸两切　辛温

大棗拾貳枚擘　甘温

内經曰。寒淫於内。治以甘熱。佐以苦辛。吳茱萸生薑之辛以温胃。人參大棗之甘以緩脾。

右肆味。以水柒升。煑取貳升。去滓。温服柒合。日叁服。

太陽病。寸緩。關浮。尺弱。其人發熱汗出。復惡寒。不嘔。但心下痞者。此以醫下之也。如其不下者。病人不惡寒而渴者。此轉屬陽明也。小便数者。大便必鞕。不更衣十日。無所苦也。渴欲飲水。少少與之。但以法救之。渴者宜五苓散。〔三十〕太陽病脉陽浮陰弱為邪在表。今寸緩關浮尺弱。邪氣漸傳裏。則發熱汗出。復惡寒者。表未觧也。傳經之邪入裏。裏不和者必嘔。此不嘔。但心下痞者。醫下之早。邪氣留于心下也。如其不下者。必漸不惡寒而渴。太陽之邪轉屬陽明也。若吐若下。若發汗後。小便数。大便鞕者。當與小承氣湯和之。此不因吐下發汗後。小便数。大便鞕。若是無満實。雖不更衣十日。無所苦也。候津液還入胃中。小便数少。大便必自出也。渴欲飲水者。少少與之。以潤胃氣。但審邪氣所在。以法救之。如渴不止。與五苓散是也。

脉陽微而汗出少者。為自和也。汗出多者。為太過。脉陽微者。邪氣少。汗出少者。為適當。故自和。汗出多者。反損正氣。是汗出太過也。

陽脉實。因發其汗出多者。

亦為太過，太過為陽絶於裏，亡津液，大便因鞕也。陽脉實者，表熱甚也。因發汗，熱乘虚烝津液外泄，致汗出太過。汗出多者，亡其陽，陽絶於裏，腸胃乾燥，大便因鞕也。

脉浮而芤，浮為陽，芤為陰，浮芤相搏，胃氣生熱，其陽則絶。浮芤相搏，陰陽不諧，胃氣獨治，鬱而生熱，消爍津液，其陽為絶。

趺陽脉浮而澁，浮則胃氣強，澁則小便數，浮澁相搏，大便則難，其脾為約，麻人丸主之。〔三〕趺陽者，脾胃之脉。診浮為陽，知胃氣強；澁為陰，知脾為約。約者，儉約之約，又約束之約。内經曰：飲入於胃，游溢精氣，上輸於脾，脾氣散精，上歸於肺，通調水道，下輸於膀胱，水精四布，五經並行。是脾主為胃行其津液者也。今胃強脾弱，約束津液，不得四布，但輸膀胱，致小便數，大便難，與脾約丸，通腸潤燥。

麻人丸方

麻子人貳升 甘平　芍藥半斤 酸平　枳實半斤炙 苦寒
大黃壹觔去皮 苦寒　厚朴壹尺炙去皮 苦溫　杏仁壹斤去皮尖熬別作脂 甘溫

內經曰：脾欲緩，急食甘以緩之。麻子、杏仁之甘緩脾而潤燥。津液不足，以酸收之，芍藥之酸以斂津液。腸燥胃強，以苦泄之，枳實、厚朴、大黃之苦，下燥結而泄胃強也。

右陸味，為末，煉蜜為丸，桐子大，飲服十丸，日貳服，漸加，以知為度。

太陽病三日，發汗不解，烝烝發熱者，屬胃也，調胃承氣湯主之。〔二四〕烝烝者，如熱熏烝，言甚熱也。太陽病三日，發汗不解，則表邪已罷。烝烝發熱，胃熱為甚，與調胃承氣湯下胃熱。

傷寒吐後，腹脹滿者，與調胃

承氣湯。〔三三〕內經曰。諸脹腹大。皆屬於熱。熱在上焦則吐。吐後不解。復腹脹滿者。邪熱入胃也。與調胃承氣湯。下其胃熱。

太陽病。若吐。若下。若發汗。微煩。小便數。大便因鞕者。與小承氣湯和之愈。〔三四〕吐下發汗。皆損津液。表邪乘虛傳裏。大煩者。邪在表也。微煩者。邪入裏也。小便數。大便因鞕者。其脾為約也。小承氣湯和之愈。

得病二三日。脉弱。無太陽柴胡證。煩躁。心下鞕。至四五日。雖能食。以小承氣湯。少少與。微和之。令小安。至六日。與承氣湯一升。若不大便六七日。小便少者。雖不能食。但初頭鞕。後必溏。未定成鞕。攻之必溏。須小便利。屎定鞕。乃可攻之。宜大承氣湯。〔三五〕針經曰。脉軟者。病將下。弱為陰脉。當責邪在裏。得病二三日。脉弱。是日數雖淺。而邪氣已入裏也。無太陽證，為表證已罷。無柴胡證，為無半表半裏之證。煩躁心下鞕者，邪氣內甚也。胃實熱甚，則不能食；胃虛熱甚，至四五日，雖能食，亦當與小承氣湯微和之。至六日，則熱甚，與大承氣湯一升。若不大便六七日，小便多者，為津液內竭，大便必鞕，則可下之。小便少者，則胃中水穀不別，必初鞕後溏，雖不能食，為胃實，以小便少，則未定成鞕，亦不可攻。須小便利，屎定鞕，乃可攻之。

傷寒六七日，目中不了了，睛不和，無表裏證，大便難，身微熱者，此為實也，急下之，宜大承氣湯。〔二十六〕

內經曰：諸脉者，皆屬於目。傷寒六七日，邪氣入裏之時，目中不了了，睛不和者，邪熱內甚，上熏於目也。無表裏證，大便難者，裏實也。身大熱者，表熱也；身微熱者，裏熱也。針經曰：熱病目不明，熱不已者，死。此目中不了了，睛不和，則證近危惡也，須急與大承氣湯下之。

陽明發熱汗多者，急下之，宜大承氣湯。〔二十七〕

邪熱入府，外發熱汗多者，熱迫津液將竭，急與大承氣湯以下其府熱。發汗不解，腹滿痛者，急下之，宜大承氣湯。[三八]發汗不解，邪熱傳入府，而成腹滿痛者，傳之迅也，是須急下之。腹滿不減，減不足言，當下之，宜大承氣湯。[三九]腹滿不減，邪氣實也。經曰：大滿大實，自可除下之。大承氣湯下其滿實。若腹滿時減，非內實也，則不可下。金匱要略曰：腹滿時減，復如故，此為寒，當與溫藥。是減不足言也。陽明少陽合病，必下利，其脉不負者，順也；負者，失也。互相尅賊，名為負也。脉滑而數者，有宿食也，當下之，宜大承氣湯。[四十]陽明土，少陽木，二經合病，氣不相和，則必下利。少陽脉不勝，陽明不負，是不相尅，為順也。若少陽脉勝，陽明脉負者，是鬼賊相尅，為正氣失也。脉經曰：脉滑者為病食也。又曰：滑數則胃氣實。下利者，脉當微厥，今脉滑數，知胃有宿食，與大承氣湯以下除之。病人無表裏證，發熱七八日，雖脉浮數者，可下之。假令已下，脉數不解，合熱則消穀喜饑，至六七日不大便者，有瘀血，宜抵當湯。〔望〕七八日邪入府之時，病人無表裏證，但發熱，雖脉浮數，可與大承氣湯下之。浮為熱客於氣，數為熱客於血。下之，邪熱去，而浮數之脉相當解。若下後數脉去而脉但浮，則是榮血間熱并於衛氣間也，當為邪氣獨留，心中則飢，邪熱不殺穀，潮熱發渴之證。此下之後，浮脉去而數不解，則是衛氣間熱合於榮血間也。熱氣合并，迫血下行，胃虛脇熱，消穀喜飢。血至下焦，若大便利者，下血乃愈。若六七日不大便，則血不得行，畜積於下為瘀血，與抵當湯以下去之。

若脉數不解，而下不止，必脇熱而便膿血也。下後脉數不解，而不大便者，是熱不得泄，畜血於下，為瘀血也。若下後脉數不解，而下利不止者，為熱得下泄，迫血下行，必便膿血。

傷寒發汗已，身目為黃，所以然者，以寒濕在裏不解故也。以為不可下也，於寒濕中求之。金匱要畧曰：黄家所起，從濕得之，汗出熱去，則不能發黄，發汗已，身目為黄者，風氣去，濕氣在也。脾惡濕，濕氣内著，脾色外奪者，身目為黄。若瘀血在裏發黄者，則可下。所以寒濕在裏，故不可下，當從寒濕法治之。

傷寒七八日，身黄如橘子色，小便不利，腹微滿者，茵蔯蒿湯主之。

註 當熱甚之時，身黄如橘子色，是熱毒發泄於外。内經曰：膀胱者，津液藏焉，氣化則能出。小便不利，小腹滿者，熱氣甚于外，而津液不得下行也。與茵蔯湯，利小便，退黄逐熱。

傷寒身黄發熱者，梔子蘗皮湯主之。

註 傷寒身黄，胃有瘀熱，當須下去之。此以發熱為熱未實，與梔子蘗皮湯解散之。

梔子蘗皮湯方

梔子 壹拾伍箇，苦寒　甘草 壹两，甘平　黄蘗 貳两右叁味，以水肆升，煮取壹升半，去滓，分溫再服。

傷寒瘀熱在裏，身必發黄，麻黄連軺赤小豆湯主之。〔眉〕濕熱相交，民多病癉。癉，黄也。傷寒，為寒濕在表，發黄，為瘀熱在裏。與麻黄連軺赤小豆湯除熱散濕。

麻黄連軺赤小豆湯方

麻黄貳兩，甘溫，去節　赤小豆壹升，甘平　連軺貳兩，連翹房也，苦寒　杏仁肆拾箇，甘溫，去皮尖　大棗拾貳枚，甘溫　生梓白皮壹升，苦寒　生薑貳兩，辛溫，切　甘草貳兩，炙，甘平

內經曰：濕上甚而熱，治以苦溫，佐以甘辛，以汗為故止。此之謂也。又煎用潦水者，亦取其水味薄，則不助濕氣。

已上捌味，以潦水壹斗，先煑麻黄，再沸，去上沫，内諸藥，煑取叁升，分温叁服，半日服盡。

辨少陽病脉證并治第九

少陽之病，口苦，咽乾，目眩也。

足少陽，膽經也。內經曰：有病口苦者，名曰膽癉。甲乙經曰：膽者，中精之府，五藏取決於膽，咽為之使。少陽之脉，起于目銳眥，少陽受邪，故口苦、咽乾、目眩。

少陽中風，兩耳無所聞，目赤，胸中滿而煩者，不可吐下，吐下則悸而驚。

少陽之脉，起于目銳眥，走于耳中；其支者，下胸中，貫膈。風傷氣，風則為熱。少陽中風，氣壅而熱，故耳聾，目赤，胸滿而煩。邪在少陽，為半表半裏。以吐除煩，吐則傷氣，氣虛者悸；以下除滿，下則亡血，血虛者驚。

傷寒，脉弦細，頭痛發熱者，屬少陽。少陽不可發汗，發汗則讝語。此屬胃。

胃和則愈。胃不和則煩悸。經曰：三部俱弦者，少陽受病。脉細者，邪漸傳裏。雖頭痛發熱，為表未解。以邪客少陽，為半在表半在裏，則不可發汗。發汗亡津液，胃中乾燥。少陽之邪，因傳入胃，必發讝語。當與調胃承氣湯下之，胃和則愈。不下，則胃為少陽木邪干之，故煩而悸。

本太陽病不解，轉入少陽者，脅下鞕滿，乾嘔不能食，往来寒熱，尚未吐下，脉沉緊者，與小柴胡湯。〔一〕太陽轉入少陽，是表邪入于裏。脅下鞕滿，不能食，往来寒熱者，邪在半表半裏之間。若已經吐下，脉沉緊者，邪陷入府，為裏實。尚未經吐下，而脉沉緊，為傳裏雖深，未全入府，外猶未解也，與小柴胡湯以和解之。

若已吐下、發汗、温鍼，讝語，柴胡湯證罷，此為壞病。知犯何逆，以法治之。少陽之邪，在表裏之間，若妄吐下、發汗、温鍼，損耗津液，胃中乾燥，木邪干胃，必發讝語。若柴胡證不罷者，則不為逆；柴胡證罷者，壞病也。詳其因何治之逆，以法救之。

三陽合病，脉浮大，上關上，但欲眠睡，目合則汗。關脉以候少陽之氣，太陽之脉浮，陽明之脉大，脉浮大上關上，知三陽合病。膽熱則睡。少陰病但欲眠睡，目合則無汗，以陰不得有汗；但欲眠睡，目合則汗，知三陽合病，膽有熱也。

傷寒六七日，無大熱，其人躁煩者，此為陽去入陰故也。表為陽，裏為陰。邪在表則外有熱。六七日邪氣入裏之時，外無大熱，內有躁煩者，表邪傳裏也，故曰陽去入陰。

傷寒三日，三陽為盡，三陰當受邪，其人反能食而不嘔，此為三陰不受邪也。傷寒四日，表邪傳裏，裏不和則不能食而嘔，今反能食而不嘔，是邪不傳陰，但在陽也。

傷寒三日，少陽脉小者，欲已也。內經曰：大則邪至，小則平。傷寒三日，邪傳少陽，脉當弦緊，今脉小者，邪氣微而欲已也。

少陽病欲解時，從寅至辰上。內經曰：陽中之少陽，通于春氣。

寅卯辰。少陽木生之時。

釋音

廁初吏切圊溷也　瘕音假腹中久病　疸音旦黄病　憒古對切心亂也

怵勑律切恐也　惕音踢敬也又憂懼也　癉丁賀切勞病也

註解傷寒論卷第六　仲景全書第十六

漢　長沙守　張仲景　述
晉　太醫令　王叔和　撰次
宋　聊攝人　成無已　註解
明　虞山人　趙開美　校句

辨太陰脉證并治第十

太陰之為病，腹滿而吐，食不下，自利益甚，時腹自痛。若下之，必胷下結鞕。太陰為病，陽邪傳裏也。太陰之脉布胃中，邪氣壅而為腹滿。上不得降者，嘔吐而食不下；下不得上者，自利益甚。時腹自痛，陰寒在内而為腹痛者，則為常痛。此陽邪干裏，雖痛而亦不常痛，但時時腹自痛也。若下之，則陰邪留於胷下，為結鞕。經曰：病發於陰而反下之，因作痞。

太陰中風，四肢煩疼，陽微陰澁而長者，為欲愈。太陰，脾也，主營四末。太陰中風，四肢煩疼者，風淫末疾也。表邪少則微，裏向和則澁而長。長者，陽也。陰病見陽脉則生，以陰得陽則解，故云欲愈。

太陰病，欲解時，從亥至丑上。脾為陰主，王於丑亥子，向王，故云解時。

太陰病，脉浮者，可發汗，宜桂枝湯。〔一〕經曰：浮為在表，沉為在裏。太陰病，脉浮者，邪在經也，故當汗散之。

自利不渴者，屬太陰，以其藏有寒故也。當溫之，宜服四逆輩。〔二〕自利而渴者，屬少陰，為寒在下焦；自利不渴者，屬太陰，為寒在中焦。與四逆等湯，以溫其藏。

傷寒脉浮而緩，手足自溫者，繫在太陰。太陰當發身黃；若小便自利者，不能發黃。至七八日，雖暴煩下利日十餘行，必自止，以脾家實，腐穢當去故也。太陰病至七八日，大便鞕者，為太陰入府，傳于陽明也。今至七八日，暴煩下利十餘行者，脾家實，腐穢去也。下利煩躁者死，此以脾氣和，逐邪下泄，故雖暴煩下利日十餘行，而利必自止。

本太陽病，醫反下之，因爾腹滿時痛者，屬太陰也，桂枝加芍藥湯主之。[三]表邪未罷，醫下之，邪因乘虛傳于太陰，裏氣不和，故腹滿時痛。與桂枝湯以解表，加芍藥以和裏。大實痛者，桂枝加大黃湯主之。大實大滿，自可除下之，故加大黃以除大實。

太陰為病，脉弱，其人續自便利，設當行大黃芍藥者，宜減之，以其人胃氣弱，易動故也。腹滿痛者，太陰病也。脉弱，其人續自便利，則邪雖在裏，未成大實。欲與大黃芍藥攻滿痛者，宜少與之，以胃氣尚弱，易為動利也。

辨少陰病脉證并治第十一

少陰之為病，脈微細，但欲寐也。少陰為病，脈微細，為邪氣傳裏深也。衛氣行於陽則寤，行於陰則寐。邪傳少陰，則氣行於陰而不行於陽，故但欲寐。

少陰病，欲吐不吐，心煩，但欲寐，五六日自利而渴者，屬少陰也。虛故引水自救，若小便色白者，少陰病形悉具。小便白者，以下焦虛有寒，不能制水，故令色白也。欲吐不吐，心煩者，表邪傳裏也。若腹滿痛，則屬太陰。此但欲寐，則知屬少陰。五六日，邪傳少陰之時。自利不渴者，寒在中焦，屬太陰。此自利而渴，為寒在下焦，屬少陰。腎虛水燥，渴欲引水自救。下焦虛寒，不能制水，小便色白也。經曰：下利欲飲水者，以有熱故也。此下利雖渴，然以小便色白，明非裏熱，不可不察。

病人脈陰陽俱緊，反汗出者，亡陽也。此屬少陰，法當咽痛而復吐利。脈陰陽俱緊，為少陰寒，法當無汗，反汗出者，陽虛不固也。故云亡陽以無陽陰獨。是屬少陰。內經曰。邪客少陰之絡。令人嗌痛不可內食。少陰寒甚。是當咽痛而復吐利。

少陰病，欬而下利，讝語者，被火氣劫故也。小便必難，以強責少陰汗也。

欬而下利，裏寒而亡津液也。反以火劫，強責少陰汗者，津液內竭，加火氣煩之，故讝語小便難也。

少陰病，脈細沉數，病為在裏，不可發汗。

少陰病始得之，反發熱脈沉者，為邪在經，可與麻黃附子細辛湯發汗。此少陰病脈細沉數，為病在裏，故不可發汗。

少陰病，脈微，不可發汗，亡陽故也。陽已虛，尺脈弱濇者，復不可下之。

脈微為亡陽，表虛，不可發汗。脈弱濇為亡陽，裏虛，復不可下。

少陰病，脈緊，至七八日自下利，脈暴微，手足反溫，脈緊反去者，為欲解也，雖煩下利，必自愈。

少陰病脈緊者，寒甚也。至七八日傳經盡，欲解之時，自下利脈暴微者，寒氣得泄也。若陰寒勝正，陽虛而泄者，則手足厥而脉緊不去。今手足反溫，脉緊反去，知陽氣復，寒氣去，故為欲解。下利煩燥者，逆，此正勝邪微，雖煩下利，必自止。少陰病，下利，若利自止，惡寒而踡卧，手足溫者，可治。少陰病下利，惡寒踡卧，寒極而陰勝也。利自止，手足溫者，裏和陽氣得復，故為可治。少陰病，惡寒而踡，時自煩，欲去衣被者，可治。惡寒而踡，陰寒甚也。時時自煩，欲去衣被，為陽氣得復，故云可治。少陰中風，脉陽微陰浮者，為欲愈。少陰中風，陽脉當浮，而陽脉微者，表邪緩也。陰脉當沉，而陰脉浮者，裏氣和也。陽中有陰，陰中有陽，陰陽調和，故為欲愈。少陰病，欲解時，從子至寅上。陽生于子，子為一陽，丑為二陽，寅為三陽。少陰解于此者，陰得陽則解也。少陰病，吐利，手足不逆冷，反發熱者，不死。脉不至者，灸少陰七壯。經曰：少陰病吐利躁煩四逆者死。吐利手足不厥冷者，則陽氣不衰，雖反發熱不死。脉不至者，吐利暴虚也，灸少陰七壯，以通其脉。

少陰病，八九日，一身手足盡熱者，以熱在膀胱，必便血也。膀胱，太陽也，少陰太陽為表裏。少陰病至八九日，寒邪變熱，復傳太陽。太陽為諸陽主氣，熱在太陽，故一身手足盡熱。太陽經多血少氣，為熱所乘，則血散下行，必便血也。

少陰病，但厥無汗，而強發之，必動其血，未知從何道出。或從口鼻，或從目出，是名下厥上竭，為難治。但厥無汗，熱行於裏也，而強發汗，虚其經絡，熱乘經虚，迫血妄行，從虚而出，或從口鼻，或從目出。諸厥者，皆屬于下，但厥為下厥，血亡于上為上竭，傷氣損血，邪甚正虚，故為難治。

少陰病，惡寒，身踡而利，手足逆冷者，不治。針經曰：多熱者易已，多寒者難治。此内外寒，極純陰無陽，故云不治。

少陰病，吐利躁煩四逆者，死。吐利者，寒甚于裏，四逆者。寒甚于表。躁煩。則陽氣欲絶。是便死矣。少陰病。下利止而頭眩。時時自冒者。死。下利止。則水穀竭。眩冒。則陽氣脫。故死。少陰病。四逆惡寒而身蜷。脉不至。不煩而躁者。死。四逆惡寒。而身蜷。則寒甚。脉不至。則真氣絶。煩。熱也。躁。亂也。若憤躁之躁。從煩至躁。為熱来有漸。則猶可。不煩而躁。是氣欲脫而争也。譬猶燈將滅而暴明。其能久乎。少陰病六七日。息高者。死。腎為生氣之源。呼吸之門。少陰病六七日不愈。而息高者。生氣斷絶也。少陰病。脉微細沉。但欲卧。汗出不煩。自欲吐。至五六日自利。復煩躁。不得卧寐者。死。陰氣方盛。至五六日傳經盡。陽氣得復。則愈。反更自利。煩躁不得卧寐。則正氣弱。陽不能復。病勝藏。故死。少陰病。始得之。反發熱。脉沉者。麻黄附子細辛湯主之。[一] 少陰病。當無熱惡寒。反發熱者。邪在表也。雖脉沉。以始得。則邪氣未深。亦當溫劑發汗以散之。

麻黄附子細辛湯方

麻黄 貳兩去節甘熱 細辛 貳兩辛熱 附子 壹枚炮去皮破捌片辛熱

內經曰。寒淫於內。治以甘熱。佐以苦辛。以辛潤之。麻黄之甘。以解少陰之寒。細辛附子之辛以溫少陰之經。

右叄味。以水壹斗。先煑麻黄。减貳升。去上沫。內藥。煑取叄升。去滓。溫服壹升。日叄服。

少陰病。得之二三日。麻黄附子甘草湯[三]發微汗。以二三日無證。故微發汗也。二三日。邪未深也。既無吐利厥逆諸裏證則可與麻黄附子甘草湯，微汗以散之。

麻黄附子甘草湯方

麻黄貳兩，去節　甘草貳兩，炙　附子壹枚，炮，去皮

麻黄甘草之甘，以散表寒；附子之辛，以温經氣。

右叁味，以水柒升，先煮麻黄壹兩沸，去上沫，内諸藥，煮取叁升，去滓，温服壹升，日叁服。

少陰病，得之二三日以上，心中煩，不得卧，黄連阿膠湯主之。〔三〕

脉經曰：風傷陽，寒傷陰。少陰受病，則得之于寒。二三日已上，寒極變熱之時，熱煩于内，心中煩，不得卧也。與黄連阿膠湯，扶陰散熱。

黄連阿膠湯方

黄連肆两　苦寒　黄芩壹两　苦寒　芍藥貳两　酸平

雞子黄貳枚　甘温　阿膠叁两　甘温

陽有餘。以苦除之。黄芩黄連之苦。以除熱。陰不足。以甘補之。雞黄阿膠之甘。以補血。酸。收也。泄也。芍藥之酸。收陰氣而泄邪熱。

右伍味。以水伍升。先煮叁物。取貳升。去滓。内膠烊盡。小冷。内雞子黄。攪令相得。温服柒合。日叁服。

少陰病。得之一二日。口中和。其背惡寒者。當灸之。附子湯主之。[四]

少陰客熱。則口燥舌乾而渴。口中和者。不苦不燥。是無熱也。背為陽。背惡寒者。陽氣弱。陰氣勝也。經曰。無熱惡寒者。發於陰也。灸之助陽消陰。與附子湯。温經散寒。

附子湯方

附子貳枚，破八片，去皮，辛熱　茯苓叁兩，甘平　人參貳兩，甘温

白术肆兩，甘温　芍藥叁兩，酸平

辛以散之，附子之辛以散寒；甘以緩之，茯苓、人參、白术之甘以補陽；酸以收之，芍藥之酸以扶陰。所以然者，偏陰偏陽則爲病，火欲實，水當平之，不欲偏勝也。

右伍味，以水捌升，煑取叁升，去滓，温服壹升，日叁服。

少陰病，身體痛，手足寒，骨節痛，脉沉者，附子湯主之。〔五〕

少陰腎水而主骨節，身體疼痛，支冷，脉沉者，寒成於陰也。身疼骨痛，若脉浮，手足熱，則可發汗。此手足寒，脉沉，故當與附子湯温經。

少陰病，下利便膿血者，桃花

湯主之。〔六〕陽病下利便膿血者。協熱也。少陰病下利。便膿血者。下焦不約而裏寒也。與桃花湯。固下散寒。

桃花湯方

赤石脂壹斤壹半全用壹半篩末甘溫　乾薑壹兩辛熱

粳米壹升甘平

澁可去脫。赤石脂澁以固腸胃。辛以散寒。乾薑之辛以散裏寒。粳米之甘以補正氣。

右叁味。以水柒升。煑米令熟。去滓。溫服柒合。內赤石脂末方寸匕。日叁服。若壹服愈。餘勿服。

少陰病。二三日至四五日。腹痛。小便不利。下利不止。便膿血者。桃花湯主之。〔七〕二三日以至四五日寒邪入裏深也。腹痛裹寒也。小便不利者，水穀不別也。下利不止，便膿血者，腸胃虚弱，下焦不固也。與桃花湯，固腸止利也。

少陰病，下利便膿血者，可刺。下焦血氣畱聚，腐化則為膿血，刺之以利下焦，宣通血氣。

少陰病，吐利，手足厥冷，煩躁欲死者，吴茱萸湯主之。〔八〕吐利手足厥冷，則陰寒氣甚；煩躁欲死者，陽氣内争。與吴茱萸湯助陽散寒。

少陰病，下痢，咽痛，胷滿心煩者，猪膚湯主之。〔九〕少陰之脉，從腎上貫肝膈，入肺中，則循喉嚨；其支別者，從肺出絡心，注胷中。邪自陽經傳于少陰，陰虚客熱，下利咽痛，胷滿心煩也。與猪膚湯，調陰散熱。

猪膚湯方

猪膚壹斤　甘寒

猪，水畜也，其氣先入腎。少陰客熱，是以猪膚解之。加白蜜以潤燥除煩，白粉以益氣斷利。

右壹味，以水壹斗，煑取伍升，去滓，加白蜜壹升，白粉伍合，熬香，和相得，温分陸服。

少陰病，二三日，咽痛者，可與甘草湯；[十]不差者，與桔梗湯。[十]（陽邪傳于少陰，邪熱為咽痛，服甘草湯則差；若寒熱相摶，為咽痛者，服甘草湯若不差，與桔梗湯以和少陰之氣。）

甘草湯方

甘草（貳两）

右壹味，以水叁升，煑取壹升半，去滓，温服柒合，日貳服。

桔梗湯方

桔梗壹两辛甘微溫　甘草貳两甘平

桔梗辛溫。以散寒。甘草味甘平。以除熱。甘梗相合。以調寒熱。

右貳味。以水叁升。煑取壹升。去滓。分溫再服。

少陰病。咽中傷。生瘡。不能語言。聲不出者。苦酒湯主之。[十二]

熱傷於絡。則經絡乾燥。使咽中傷。生瘡。不能言語。聲不出者。與苦酒湯。以解絡熱。愈咽瘡。

苦酒湯方

半夏洗破如棗核大拾肆枚辛溫　雞子壹枚去黃内上苦酒著雞子殼中甘微寒

辛以散之。半夏之辛。以發音聲。甘以緩之。雞子之甘。以緩咽痛。酸以收之。苦酒之酸。以斂咽瘡右貳味。內半夏著苦酒中。以雞子殼。置刀鐶中。安火上。令三沸。去滓。少少含嚥之。不差。更作三劑。

少陰病。咽中痛。半夏散及湯主之。十二 甘草湯主少陰客熱咽痛。桔梗湯主少陰寒熱相摶。咽痛。半夏散及湯。主少陰客寒咽痛也。

半夏散及湯方

半夏洗 辛溫　桂枝去皮 辛熱　甘草炙 甘平 巳上各等分

內經曰。寒淫所勝。平以辛熱。佐以甘苦。半夏桂枝之辛。以散經寒。甘草之甘。以緩正氣。

巳上叁味。各別擣篩巳。合治之。白飲和服方寸匕。日叁服。若不能散服者。以水壹升。煎柒沸。內散两方寸匕。更煎叁沸。下火。令小冷。少少嚥之。

少陰病。下利。白通湯主之。〔十三〕少陰主水。少陰客寒。不能制水。故自利也。白通湯温裏散寒。

白通湯方

葱白肆莖　辛温　乾薑壹两　辛熱　附子壹枚，生用，去皮，破捌片　辛熱

内經曰。腎苦燥。急食辛以潤之。葱白之辛。以通陽氣。薑附之辛。以散陰寒。

右叁味。以水叁升。煑取壹升。去滓。分温再服。

少陰病。下利脉微者。與白通湯。利不止。厥逆無脉。乾嘔煩者。白通湯加猪膽汁湯主之。〔十四〕服湯。脉暴

出者死，微續者生。少陰病，下利，脉微，爲寒極陰勝。與白通湯復陽散寒。服湯利不止。厥逆無脉，乾嘔煩者，寒氣太甚，内爲格拒。陽氣逆亂也。與白通湯加猪膽汁湯以和之。内經曰：逆而從之，從而逆之。又曰：逆者正治，從者反治。此之謂也。服湯脉暴出者，正氣因發泄而脱也，故死。脉微續者，陽氣漸復也，故生。

白通加猪膽汁方

葱白肆莖　乾薑壹兩　附子壹枚，生，去皮，破捌片

人尿伍合，鹹寒　猪膽汁壹合，苦寒

内經曰：若調寒熱之逆，冷熱必行，則熱物冷服，下嗌之後，冷躰既消，熱性便發，由是病氣隨愈，嘔噦皆除，情且不違，而致大益。此和人尿、猪膽汁鹹苦寒物于白通湯熱劑中，要其氣相從，則可以去格拒之寒也。

已上叁味，以水叁升，煑取壹升，去滓，內膽汁、人尿，和令相得，分温再服。若無膽，亦可用。

少陰病，二三日不已，至四五日，腹痛，小便不利，四肢沉重疼痛，自下利者，此為有水氣。其人或欬，或小便利，或下利，或嘔者，真武湯主之。〔十五〕

少陰病二三日，則邪氣猶淺；至四五日，邪氣已深。腎主水，腎病不能制水，水飲停為水氣。腹痛者，寒濕內甚也；四肢沉重疼痛，寒濕外甚也；小便不利，自下利者，濕勝而水穀不別也。內經曰：濕勝則濡泄。與真武湯，益陽氣，散寒濕。

真武湯方

茯苓叁两　甘平

芍藥叁两　酸平

生薑叁两，切　辛温

白术貳兩甘溫　附子壹枚炮去皮破捌片辛熱

脾惡濕。甘先入脾。茯苓白术之甘。以益脾逐水。寒淫所勝。平以辛熱。濕淫所勝。佐以酸平。附子芍藥生薑之酸辛。以溫經散濕。

右伍味。以水捌升。煑取叁升。去滓。溫服柒合。日叁服。後加減法。

若欬者。加五味子半升。細辛乾薑各壹兩。氣逆欬者。五味子之酸。以收逆氣。水寒相摶則欬。細辛乾薑之辛。以散水寒。　若小便利者。去茯苓。小便利則無伏水。故去茯苓。　若下利者。去芍藥。加乾薑貳兩。芍藥之酸。泄氣。乾薑之辛。散寒。若嘔者。去附子。加生薑足前成半斤。氣逆則嘔。附子補氣。生薑散氣。千金曰。嘔家多服生薑。此為嘔家勝藥。　少陰病。下利清穀，裏寒外熱，手足厥逆，脉微欲絶，身反不惡寒，其人面赤色，或腹痛，或乾嘔，或咽痛，或利止，脉不出者，通脉四逆湯主之。〔十六〕下利清穀，手足厥逆，脉微欲絶，為裏寒；身熱不惡寒，面色赤，為外熱。此陰甚于內，格陽於外，不相通也，與通脉四逆湯，散陰通陽。

通脉四逆湯方

甘草貳兩，炙　附子大者壹枚，生用，去皮，破捌片

乾薑叁兩，強人可肆兩

右叁味，以水叁升，煑取壹升貳合，去滓，分温再服，其脉即出者愈。

面色赤者，加葱玖莖。葱味辛，以通陽氣。腹中痛者，去葱，加

芍藥貳两。芍藥之酸。通塞、利腹中痛。為氣不通也。嘔者加生薑貳两辛以散之。嘔為氣不散也。咽痛者去芍藥。加桔梗壹两。咽中如結。加桔梗則能散之。利止脉不出者。去桔梗。加人参貳两。利止脉不出者。亡血也。加人参以補之。經曰。脉微而利。亡血也。四逆加人参湯主之。又病皆與方相應者。乃可服之。

少陰病。四逆。其人或欬。或悸。或小便不利。或腹中痛。或泄利下重者。四逆散主之。十七四逆者。四肢不温也。傷寒邪在三陽。則手足必熱。傳到太陰。手足自温。至少陰。則邪熱漸深。故四肢逆而不温也。及至厥陰。則手足厥冷。是又甚於逆。四逆散。傳陰之熱也。

四逆散方

甘草炙甘平　枳實破水漬炙乾苦寒　柴胡苦寒

芍藥酸微寒

內經曰。熱淫於內。佐以甘苦。以酸收之。以苦發之。枳實甘草之苦。以泄裏熱。芍藥之酸。以收陰氣。柴胡之苦。以發表熱。

右肆味。各拾分。擣篩白飲和。服方寸匕。日叁服。欬者。加五味子、乾薑各伍分。并主下痢。肺寒氣逆則欬。五味子之酸。收逆氣。乾薑之辛。散肺寒。并主下痢者。肺與大腸為表裏。上欬下痢。治則頗同。悸者。加桂枝伍分。悸者。氣虛而不能通行。心下築築然悸動也。桂。猶圭也。引導陽氣。若熱以使。小便不利者。加茯苓伍分。茯苓味甘而淡。用以滲泄。腹中痛者。加附子壹枚。炮令坼。裏虛遇邪則痛。加附子以補虛。泄利下重者。先以水伍升。煑薤白取叁升。去滓。以散叁方寸匕，內湯中，煑取壹升半，分溫再服。泄利下重者，下焦氣滯也。加薤白以泄氣滯。

少陰病，下利六七日，欬而嘔渴，心煩不得眠者，猪苓湯主之。〔十八〕下利不渴者，裏寒也。經曰：自利不渴者，屬太陰，以其藏寒故也。此下利嘔渴，知非虛寒；心煩不得眠，知協熱也。與猪苓湯滲泄小便，分別水穀。經曰：復不止，當利其小便。此之謂歟。

少陰病，得之二三日，口燥咽乾者，急下之，宜大承氣湯。〔十九〕傷寒傳經五六日，邪傳少陰，則口燥舌乾而渴，為邪漸深也。今少陰病得之二三日，邪氣未深入之時，便作口燥咽乾者，是邪熱已甚，腎水乾也。急與大承氣湯下之，以全腎也。

少陰病，自利清水，色純青，心下必痛，口乾燥者，急下之，宜大承氣湯。〔二十〕少陰，腎水也；青，肝色也。自利色青，為肝邪乘腎。難經曰：從前來者為實邪。以腎蘊實邪，必心下痛，口乾燥也。與大承氣湯以下實邪。

少陰

病六七日，腹脹，不大便者，急下之，宜大承氣湯。〔三〕

此少陰入府也。六七日，少陰之邪入府之時，陽明內熱壅甚，腹滿，不大便也。陽明病土勝，腎水則乾，急與大承氣湯下之，以救腎水。

少陰病，脉沉者，急温之，宜四逆湯。〔三〕

既吐且利，小便復利，而大汗出，下利清穀，內寒外熱，脉微欲絕者，不云急温。此少陰病脉沉，而云急温者，彼雖寒甚，然而證已形見於外，治之則有成法。此初頭脉沉，未有形證，不知邪氣所之，將發何病，是急與四逆湯温之。

少陰病，飲食入口則吐，心中温温欲吐，復不能吐，始得之，手足寒，脉弦遲者，此胸中實，不可下也，當吐之。若膈上有寒飲，乾嘔者，不可吐也，急温之，宜四逆湯。〔三〕

傷寒表邪傳裏，至於少陰。少陰之脉，從肺出絡心，注胸中。邪既留於胸中而不散者，飲食入口則吐，心中温温欲吐。陽受氣於胸中，邪既留於胸中，則陽氣不得宣發於外，是以始得之，手足寒，脉弦遲。此是胸中實，不可下，而當吐。其膈上有寒飲，亦使人心中溫溫，而手足寒。吐則物出，嘔則物不出，吐與嘔別焉。胸中實則吐而物出；若膈上有寒飲，則但乾嘔而不吐也。此不可吐，可與四逆湯，以溫其膈。

少陰病，下利，脉微濇，嘔而汗出，必數更衣，反少者，當溫其上，灸之。脉微為亡陽，濇為亡血。下利嘔而汗出，亡陽亡血也。津液不足，裏有虛寒，必數更衣；反少者，溫其上，以助其陽也；灸之，以消其陰。

辨厥陰病脉證幷治第十二

厥陰之為病，消渴，氣上撞心，心中疼熱，饑而不欲食，食則吐蚘，下之利不止。邪傳厥陰，則熱已深也。邪自太陽傳至太陰，則腹滿而嗌乾，未成渴也；邪至少陰者，口燥舌乾而渴，未成消也；至厥陰成消渴者，熱甚能消水故也。

飲水多而小便少者。謂之消渴。木生於火。肝氣通心。厥陰客熱。氣上撞心。心中疼熱。傷寒六七日。厥陰受病之時。為傳經盡。則當入府。胃虛客熱。饑不欲食。蚘在胃中。無食則動。聞食嗅而出。得食吐蚘。此熱在厥陰經也。若便下之。虛其胃氣。厥陰木邪相乘。必吐下不止。厥陰中風。脉微浮為欲愈。不浮為未愈。經曰。陰病見陽脉而生。浮者。陽也。厥陰中風。脉微浮。為邪氣還表。向汗之時。故云欲愈。厥陰病欲解時。從丑至卯上。厥陰。木也。王於卯。丑寅向王。故為解時。厥陰病。渴欲飲水者。少少與之愈。邪至厥陰。為傳經盡。欲汗之時。渴欲得水者。少少與之。胃氣得潤則愈。諸四逆厥者。不可下之。虛家亦然。四逆者。四肢不溫也。厥者。手足冷也。皆陽氣少而陰氣多。故不可下。虛家亦然。下之是為重虛。金匱玉函曰。虛者十補。勿一瀉之。傷寒先厥後發熱而利者。必自止。見厥復利。陰氣勝。則厥逆而利。陽氣復。則發熱。利必自止。見厥。則陰氣還勝而復利也。

傷寒始發熱六日。厥反九日而利。凡厥利者。當不能食。今反能食者。恐為除中。食以索餅。不發熱者。知胃氣尚在。必愈。恐暴熱來出而復去也。後三日脉之。其熱續在者。期之旦日夜半愈。所以然者。本發熱六日。厥反九日。復發熱三日。并前六日。亦為九日。與厥相應。故期之旦日夜半愈。後三日脉之。而脉數。其熱不罷者。此為熱氣有餘。必發癰膿也。

始發熱。邪在表也。至六日邪傳厥陰。陰氣勝者。作厥而利。厥反九日。陰寒氣多。當不能食。而反能食者。恐為除中。除去也。中胃氣也。言邪氣太甚。除去胃氣。胃欲飲食自救。故暴能食。此欲勝也。食以索餅試之。若胃氣絕。得麪則必發熱。若不發熱者。胃氣尚在也，恐是寒極變熱，因暴熱來而復去，使之能食，非除中也。金匱要畧曰：病人素不能食，而反暴思之，必發熱，後三日脉之，其熱續在者，陽氣勝也，期之旦日夜半愈。若旦日不愈，後三日脉数而熱不罷者，為熱氣有餘，必發癰膿。經曰：数脉不時，則生惡瘡。

傷寒脉遲六七日，而反與黄芩湯徹其熱。脉遲為寒，今與黄芩湯，復除其熱，腹中應冷，當不能食，今反能食，此名除中，必死。傷寒脉遲六七日，為寒氣已深，反與黄芩湯寒藥，兩寒相搏，腹中當冷，冷不消穀，則不能食，反能食者，除中也。四時皆以胃氣為本，胃氣已絶，故云必死。

傷寒先厥後發熱，下利必自止，而反汗出，咽中痛者，其喉為痺。發熱無汗，而利必自止。若不止，必便膿血。便膿血者，其喉不痺。傷寒先厥而利，陰寒氣勝也。寒極變熱，後發熱，下利必自止，而反汗出，咽中痛，其喉為痺者，熱氣上行也。發熱無汗，而利必自止，利不止，必便膿血者，熱氣下行也。熱氣下而不上，其喉亦不痺也。

傷寒一二日至四五日而厥者，必發熱。前熱者，後必厥。厥深者，熱亦深；厥微者，熱亦微。厥應下之，而反發汗者，必口傷爛赤。前厥後發熱者，寒極生熱也；前熱後厥者，陽氣內陷也。厥深熱深，厥微熱微，隨陽氣陷之深淺也。熱之伏深，必須下去之。反發汗者，引熱上行，必口傷爛赤。內經曰：火氣內發，上為口糜。

傷寒病，厥五日，熱亦五日，設六日當復厥，不厥者，自愈。厥終不過五日，以熱五日，故知自愈。陰勝則厥，陽勝則熱。先厥五日，為陰勝，至六日，陽復勝，熱亦五日，後復厥者，陰復勝。若不厥，為陽全勝，故自愈。經曰：發熱四日，厥反三日，復熱四日，厥少熱多，其病為愈。

凡厥者，陰陽氣不相順接，便為厥。厥者，手足逆冷是也。手之三陰三陽。相接於手十指。足之三陰三陽相接於足十指。陽氣内陷。陽不與陰相順接。故手足為之厥冷也。

傷寒脉微而厥。至七八日膚冷。其人躁無暫安時者。此為藏厥。非為蚘厥也。蚘厥者。其人當吐蚘。令病者靜。而復時煩。此為藏寒。蚘上入膈。故煩。須臾復止。得食而嘔又煩者。蚘聞食臭出。其人當自吐蚘。蚘厥者。烏梅圓主之。[一]又主久利方。

藏厥者死。陽氣絶也。蚘厥。雖厥而煩。吐蚘已則靜。不若藏厥而躁。無暫安時也。病人藏寒。胃虚。蚘動上膈。聞食臭出。因而吐蚘。與烏梅圓。温藏安蟲。

烏梅圓方

烏梅 叁百箇 味酸温　細辛 陸两 辛熱　乾薑 拾两 辛熱

黃連壹斤 苦寒　當歸肆两 辛温　附子陸两炮 辛熱

蜀椒肆两去汗 辛熱　桂枝陸两 辛熱　人參陸两 甘温

黃蘗陸两 苦寒

肺主氣，肺欲收，急食酸以收之。烏梅之酸，以收陽氣。脾欲緩，急食甘以緩之。人參之甘，以緩脾氣。寒淫於內，以辛潤之，以苦堅之。當歸、桂、椒、細辛之辛，以潤內寒。寒淫所勝，平以辛熱。薑、附之辛熱，以勝寒。蚘得甘則動，得苦則安。黃連、黃蘗之苦，以安蚘。

右拾味，異擣篩，合治之。以苦酒浸烏梅壹宿，去核，蒸之伍升米下，飯熟擣成泥，和藥令相得，内臼中，與蜜杵貳千下，員如梧桐子大。先食飲服拾圓，日叁服，稍加至貳拾圓。禁生冷、滑物、臭食等。

傷寒熱少厥微。指頭寒。默默不欲食。煩躁數日。小便利色白者。此熱除也。欲得食。其病為愈。若厥而嘔。胸脇煩滿者。其後必便血。指頭寒者。是厥微熱少也。默默不欲食。煩躁者。邪熱初傳裏也。數日之後。小便色白。裏熱去。欲得食。為胃氣已和。其病為愈。厥陰之脉。挾胃貫膈。布脇肋。厥而嘔。胸脇煩滿者。傳邪之熱。甚於裏也。厥陰肝主血。後數日熱不去。又不得外泄。迫血下行。必致便血。

病者手足厥冷。言我不結胸。小腹滿。按之痛者。此冷結在膀胱關元也。手足厥。不結胸者。無熱也。小腹滿。按之痛。下焦冷結也。

傷寒發熱四日。厥反三日。復熱四日。厥少熱多。其病當愈。四日至七日。熱不除者。其後必便膿血。先熱後厥者，陽氣邪傳裏也。發熱為邪氣在表。至四日後厥者，傳之陰也。後三日復傳陽經，則復熱。厥少則邪微。熱多，為陽勝，其病為愈。至七日傳經盡，熱除則愈。熱不除者，為熱氣有餘，內搏厥陰之血，其後必便膿血。

傷寒厥四日，熱反三日，復厥五日，其病為進。寒多熱少，陽氣退，故為進也。傷寒，陰勝者先厥。至四日，邪傳裏重。陰必陽却熱三日。七日傳經盡，當愈。若不愈而復厥者，傳作再經，至四日則當復熱。若不復熱，至五日厥不除者，陰勝於陽，其病進也。

傷寒六七日，脉微，手足厥冷，煩躁，灸厥陰，厥不還者，死。傷寒六七日，則正氣當復，邪氣當罷，脉浮身熱，為欲解。若反脉微而厥，則陰勝陽也。煩躁者，陽虛而爭也。灸厥陰以復其陽，厥不還，則陽氣已絕，不能復正而死。

傷寒發熱，下利，厥逆，躁不得卧者，死。傷寒發熱，邪在表也。下利厥逆，陽氣虛也。躁不得卧者，病勝藏也，故死。

傷寒發熱，下

利至甚，厥不止者，死。金匱要畧曰：六府氣絕於外者，手足寒；五藏氣絕於內者，利下不禁。傷寒、發熱，為邪氣獨甚。下利至甚，厥不止，為府藏氣絕，故死。

傷寒六七日不利，便發熱而利，其人汗出不止者，死。有陰無陽故也。傷寒、至七日，為邪正争之時，正勝則生，邪勝則死。始不下利，而暴忽發熱，下利汗出不止者，邪氣勝，正陽氣脫也，故死。

傷寒五六日，不結胸，腹濡，脉虛，復厥者，不可下。此為亡血，下之死。傷寒五六日，邪氣當作裏熱之時，若不結胸，而腹濡者，裏無熱也。脉虛者，亡血也。復厥者，陽氣少也。不可下，下之為重虛，故死。金匱玉函曰：虛者重瀉，真氣乃絕。

發熱而厥，七日下利者，為難治。發熱而厥，邪傳裏也。至七日，傳經盡，則正氣勝邪，當汗出而解。反下利，則邪氣勝，裏氣虛，則為難治。

傷寒脉促，手足厥逆者，可灸之。脉促，則為陽虛不相續；厥逆，則為陽虛不相接。

灸之以助陽氣。傷寒，脉滑而厥者，裏有熱也，白虎湯主之。[二]滑為陽厥，氣內陷，是裏熱也。與白虎湯以散裏熱也。手足厥寒，脉細欲絶者，當歸四逆湯主之。[三]手足厥寒者，陽氣外虛，不溫四末。脉細欲絶者，陰血內弱，脉行不利。與當歸四逆湯，助陽生陰也。

當歸四逆湯方

當歸叁两，辛溫　桂枝叁两，辛熱　芍藥叁两，酸寒

細辛叁两，辛熱　大棗貳拾伍箇，甘溫　通草貳两，甘平

甘草貳两，炙，甘平

內經曰：脉者，血之府也。諸血者，皆屬心。通脉者，必先補心益血。苦先入於心，當歸之苦，以助心血。心苦緩，急食甘以緩之。大棗、甘草、通草之甘，以緩陰血。

右柒味，以水捌升，煑取叁升，去滓，溫服壹升，日叁服。

若其人內有久寒者，宜當歸四逆加吴茱萸生薑湯主之。【四】茱萸辛溫，以散久寒；生薑辛溫，以行陽氣。

大汗出，熱不去，內拘急，四肢疼，又下利厥逆而惡寒者，四逆湯主之。【五】大汗出則熱當去，熱反不去者，亡陽也。內拘急下利者，寒甚於裏；四肢疼，厥逆而惡寒者，寒甚於表。與四逆湯，復陽散寒。

大汗，若大下利而厥冷者，四逆湯主之。【六】大汗若大下利，內外雖殊，其亡津液、損陽氣則一也。陽虛陰勝，故生厥逆，與四逆湯固陽退陰。

病人手足厥冷，脉乍緊者，邪結在胷中，心中滿而煩，饑不能食者，病在胷中，當須吐之，宜瓜蔕散

七 手足厥冷者，邪氣內陷也。脉緊牢者，為實。邪氣入府，則脉沉。今脉乍緊，知邪結在胷中為實。故心下滿而煩。胃中無邪，則喜飢。以病在胷中，雖飢而不能食。與瓜蒂散，以吐胷中之邪。

傷寒厥而心下悸者，宜先治水，當服茯苓甘草湯。却治其厥。不爾，水漬入胃，必作利也。八 金匱要畧曰：水停心下，甚者則悸。厥雖寒勝，以心下悸，為水飲內甚，先與茯苓甘草湯，以治其水，而後治其厥。若先治厥，則水飲浸漬入胃，必作下利。

傷寒六七日，大下後，寸脉沉而遲，手足厥逆，下部脉不至，咽喉不利，唾膿血，泄利不止者，為難治。麻黄升麻湯主之。九 傷寒六七日，邪傳厥陰之時。大下之後，下焦氣虛，陽氣內陷，寸脉遲而手足厥逆，下部脉不至。厥陰之脉，貫膈上注肺，循喉嚨。在厥陰隨經射肺，因亡津液，遂成肺痿，咽喉不利而唾膿血也。金匱要畧曰：肺痿之病，從何得之？被快藥下利，重亡津液。故得之。若泄利不止者。爲裹氣大虛。故云難治。與麻黄升麻湯。以調肝肺之氣。

麻黄升麻湯方

麻黄貳兩半去節甘温　升麻壹兩壹分甘平　當歸壹兩壹分辛温　知母苦寒　黄芩苦寒　萎蕤甘平各拾捌銖　石膏碎綿裹甘寒　白术甘温　乾薑辛熱　芍藥酸平　天門冬去心甘平　桂枝辛熱　茯苓甘平　甘草炙甘平各陸銖

玉函曰。大熱之氣。寒以取之。甚熱之氣。以汗發之。麻黄升麻之甘。以發浮熱。正氣虛者。以辛潤之。當歸桂薑之辛。以散寒。上熱者。以苦泄之。知母黄芩之苦。凉心去熱。津液少者。以甘潤之。茯苓白术之甘。緩脾生津。肺燥氣熱。以酸收之。以甘緩之。芍藥之酸。以斂逆氣。萎蕤門冬石膏甘草之甘，潤肺除熱。

右拾肆味，以水壹斗，先煑麻黄壹两沸，去上沫，内諸藥，煑取叁升，去滓，分温叁服，相去如炊叁斗米頃，令盡汗出，愈。

傷寒四五日，腹中痛，若轉氣下趣少腹者，此欲自利也。傷寒四五日，邪氣傳裏之時，腹中痛，轉氣下趣少腹者，裏虚遇寒，寒氣下行，欲作自利也。

傷寒本自寒下，醫復吐下之，寒格，更逆吐下，若食入口即吐，乾薑黄連黄芩人参湯主之。【十】傷寒，邪自傳表，為本自寒下，醫反吐下，損傷正氣，寒氣内為格拒。經曰：格則吐逆。食入口即吐，謂之寒格，更復吐下，則重虚而死，是更逆吐下。與乾薑黄連黄芩人参湯以通寒格。

乾薑黃連黃芩人參湯方

乾薑辛熱　黃連苦寒　黃芩苦寒　人參甘溫各參兩

辛以散之，甘以緩之，乾薑人參之甘辛以補正氣。苦以泄之，黃連黃芩之苦以通寒格。

右肆味，以水陸升，煑取貳升，去滓，分溫再服。

下利，有微熱而渴，脉弱者，今自愈。下利陰寒之疾，反大熱者逆。有微熱而渴，裏氣方溫也。經曰：諸弱發熱。脉弱者，陽氣得復也，今必自愈。

下利，脉數，有微熱汗出，今自愈；設復緊，為未解。下利，陰病也。脉數，陽脉也。陰病見陽脉者生。微熱汗出，陽氣得通也，利必自愈。諸緊為寒，設復脉緊，陰氣猶勝，故云未解。

下利，手足厥冷，無脉者，灸之不溫，若脉不還，反微喘者，死。下利，手足厥逆，無脉者，陰氣獨勝，陽氣太虛也。灸之陽氣復，手足溫而脉還，為欲愈；若手足不温。脉不還者。陽已絶也。反微喘者陽氣脫也。

少陰負趺陽者。為順也。少陰腎水。趺陽脾土。下利為腎邪干脾。水不勝土。則為微邪。故為順也。

下利寸脉反浮数。尺中自濇者。必清膿血。下利者脉當沉而遲。反浮数者裏有熱也。濇為無血。尺中自濇者。腸胃血散也。隨利下。必便膿血。清與圊通。脉經曰。清者廁也。

下利清穀。不可攻表。汗出必脹滿。下利者脾胃虚也。胃為津液之主。發汗亡津液。則胃氣愈虚。必脹滿。

下利脉沉弦者。下重也。脉大者。為未止。脉微弱数者。為欲自止。雖發熱。不死。沉為在裏。弦為拘急。裏氣不足。是主下重。大則病進。此利未止。脉微弱数者。邪氣微而陽氣復。為欲自止。雖發熱。止由陽勝。非大逆也。

下利脉沉而遲。其人面少赤。身有微熱。下利清穀者。必鬱冒。汗出而解。病人必微厥。所以然者。其面戴陽，下虛故也。
下利清穀，脉沉而遲，裏有寒也。面少赤，身有微熱，表未解也。病人微厥，針經曰：下虛則厥。表邪欲解，臨汗之時，以裏先虛，必鬱冒，然後汗出而解也。

下利，脉數而渴者，今自愈。設不差，必清膿血，以有熱故也。
經曰：脉數不解，而下不止，必協熱便膿血也。

下利後脉絕，手足厥冷，晬時脉還，手足溫者生，脉不還者死。
下利後，脉絕，手足厥冷者，無陽也。晬時，周時也。周時厥愈，脉出，為陽氣復，則得生。若手足不溫，脉不還者，為陽氣絕，則見死也。

傷寒下利，日十餘行，脉反實者，死。
下利者，裏虛也，脉當微弱，反實者，病勝藏也，故死。難經曰：脉不應病，病不應脉，是為死病。

下利清穀，裏寒外熱，汗出而厥者，通脉四逆湯主之。〔十二〕
下利清穀，為裏寒；身熱不解，為外熱。汗出，陽氣通行於外，則未當厥；其汗出而厥者，陽氣大虛也，與通脉四逆湯，以固陽氣。

熱利

下重者。白頭翁湯主之。〔十二〕利則津液少。熱則傷氣。氣虚下利。致後重也。與白頭翁湯。散熱厚腸。

白頭翁湯方

白頭翁貳兩苦寒　黄連苦寒　黄柏苦寒

秦皮苦寒。各叁兩

内經曰。腎欲堅。急食苦以堅之。利則下焦虚。是以純苦之劑堅之。

右肆味。以水柒升。煮取貳升。去滓。温服壹升。不愈更服壹升。

下利腹脹滿。身體疼痛者。先温其裏。乃攻其表。温裏四逆湯。攻表桂枝湯。〔十三〕下利腹滿者。裏有虚寒。先與四逆湯温裏。身疼痛。為表未解。利止裏和。與桂枝湯攻表。

下利欲飲水者。以有熱故也。白頭翁湯主之。[十四]自利不渴為藏寒。與四逆湯以溫藏。下利飲水。為有熱。與白頭翁湯以涼中。

下利讝語者。有燥屎也。宜小承氣湯。[十五]經曰。實則讝語。有燥屎。為胃實。下利。為腸虛。與小承氣湯。以下燥屎。

下利後更煩。按之心下濡者。為虛煩也。宜梔子豉湯。[十六]下利後不煩。為欲解。若更煩而心下堅者。恐為穀煩。此煩而心下濡者。是邪熱乘虛。客於胷中。為虛煩也。與梔子豉湯。吐之則愈。

嘔家有癰膿者。不可治嘔。膿盡自愈。胃脘有癰。則嘔而吐膿。不可治嘔。得膿盡。嘔亦自愈。

嘔而脉弱。小便復利。身有微熱見厥者。難治。四逆湯主之。[十七]嘔而脉弱。為邪氣傳裏。嘔則氣上逆。而小便當不利。小便復利者。裏虛也。身有微熱見厥者。陰勝陽也。為難治。與四逆湯溫裏助陽。

乾嘔。吐

涎沫頭痛者，吳茱萸湯主之。【大】乾嘔吐涎沫者，裏寒也。頭痛者，寒氣上攻也。與吳茱萸湯溫裏散寒。

嘔而發熱者，小柴胡湯主之。【九】經曰：嘔而發熱者，柴胡證具。

傷寒大吐大下之，極虛，復極汗出者，以其人外氣怫鬱，復與之水，以發其汗，因得噦。所以然者，胃中寒冷故也。大吐大下，胃氣極虛，復極發汗，又亡陽氣，外邪怫鬱，於表則身熱，醫與之水，以發其汗，胃虛得水，虛寒相搏成噦也。

傷寒噦而腹滿，視其前後，知何部不利，利之則愈。噦而腹滿，氣上而不下也。視其前後部有不利者，即利之，以降其氣。前部，小便也；後部者，大便也。

釋音

踡 音拳，不伸也　憤 扶粉切，懣也　惡 上烏路切，恥也，憎也　撞 宅江切，擊也

註解傷寒論卷第七　　仲景全書第十七

漢　長沙守　張仲景　述

晉　太醫令　王叔和　撰次

宋　聊攝人　成無巳　註解

明　虞山人　趙開美　校句

辨霍亂病脉證并治第十三

問曰。病有霍亂者何。荅曰。嘔吐而利。名曰霍亂。三焦者水穀之道路。邪在上焦。則吐而不利。邪在下焦。則利而不吐。邪在中焦。則既吐且利。以飲食不節。寒熱不調。清濁相干。陰陽乖隔。遂成霍亂。輕者止曰吐利。重者揮霍撩亂。名曰霍亂。

問曰。病發熱頭痛身疼惡寒吐利者。此屬何病。荅曰。此名霍亂自吐下，又利止，復更發熱也。發熱頭痛，身疼惡寒者，本是傷寒。因邪入裏，傷於脾胃，上吐下利，令為霍亂。利止裏和，復更發熱者，還是傷寒，必汗出而解。

傷寒其脉微濇者，本是霍亂，今是傷寒，却四五日，至陰經上，轉入陰，必利，本嘔下利者，不可治也。欲似大便，而反失氣，仍不利者，屬陽明也，便必鞕，十三日愈。所以然者，經盡故也。微為亡陽，濇為亡血。傷寒脉微濇，則本是霍亂吐利，亡陽亡血，吐利止，傷寒之邪未已，還是傷寒，却四五日，邪傳陰經之時，裏虛遇邪，必作自利。本嘔者，邪甚於上；又利者，邪甚於下。先霍亂，裏氣太虛，又傷寒之邪，再傳為吐利，是重虛也，故為不治。若欲似大便，而反失氣，仍不利者，利為虛，不利為實，欲大便而反失氣，裏氣熱也，此屬陽明，便必鞕也。十三日愈者，傷寒六日，傳遍三陰三陽，後六日再傳經盡，則陰陽之氣和，大邪之氣去而愈也。

下利後，當便鞕，鞕則能食者愈。今反不能食，到後經中，頗能食，復過一經能食，過之一日當愈。不愈者，不屬陽明也。下利後亡津液，當便鞕，能食為胃和，必自愈。不能食者，為未和。到後經中，為復過一經，言七日後再經也。頗能食者，胃氣方和，過一日當愈。不愈者，暴熱使之能食，非陽明氣和也。

惡寒，脉微而復利，利止亡血也，四逆加人參湯主之。【一】惡寒，脉微而利者，陽虚陰勝也。利止則津液内竭，故云亡血。金匱玉函曰：水竭則無血。與四逆湯温經助陽，加人參生津液益血。

霍亂，頭痛發熱，身疼痛，熱多欲飲水者，五苓散主之；寒多不用水者，理中丸主之。【二】頭痛發熱，則邪自風寒而來。中焦為寒熱相半之分，邪稍高者，居陽分，則為熱，熱多欲飲水者，與五苓散以散之。邪稍下者，居陰分，則為寒，寒多不用水者，與理中丸温之。

理中丸方

人參甘温 甘草甘平炙 白朮甘温 乾薑辛熱已上各叁兩

內經曰：脾欲緩，急食甘以緩之，用甘補之。人參、白朮、甘草之甘，以緩脾氣調中。寒淫所勝，平以辛熱。乾薑之辛，以温胃散寒。

右肆味，擣篩為末，蜜和丸，如雞黃大，以沸湯數合和壹丸，研碎温服之，日叁服，夜貳服。腹中未熱，益至叁肆丸，然不及湯。湯法：以肆物依兩數切，用水捌升，煑取叁升，去滓，温服壹升，日叁服。

加減法。

若臍上築者，腎氣動也。去朮加桂肆兩。脾虛腎氣動者，臍上築動。内經曰：甘者令人中滿。朮甘壅補，桂泄奔豚，是相易也。吐多者，去朮加生薑叁兩。嘔家不喜甘，故去朮。嘔家多服生薑，以辛散之。下多者還用朮。悸者，加茯苓貳兩。下多者用朮，以去濕；悸加茯苓，以導氣。渴欲得水者，加朮足前成肆兩半。津液不足則渴；朮甘以緩之。腹中痛者，加人參足前成肆兩半。裏虛則痛，加人參以補之。寒者加乾薑足前成肆兩半。寒淫所勝，平以辛熱。腹滿者去朮加附子壹枚。服湯後如食頃，飲熱粥壹升許，微自溫，勿發揭衣被。胃虛則氣壅腹滿，甘令人中滿，是去朮也；附子之辛，以補陽散壅。

吐利止而身痛不休者，當消息和解其外，宜桂枝湯小和之。[三]

吐利止。裏和也。身痛不休。表未解也。與桂枝湯小和之。外臺云。裏和表病。汗之則愈。

吐利汗出。發熱惡寒。四肢拘急。手足厥冷者。四逆湯主之。[四]

上吐下利。裏虛汗出。發熱惡寒。表未解也。四肢拘急。手足厥冷。陽虛陰勝也。與四逆湯。助陽退陰。

既吐且利。小便復利。而大汗出。下利清穀。內寒外熱。脉微欲絕者。四逆湯主之。[五]

吐利亡津液。則小便當少。小便復利而大汗出。津液不禁。陽氣大虛也。脉微為亡陽。若無外熱。但內寒。下利清穀。為純陰。此以外熱為陽未絕。猶可與四逆湯救之。

吐已下斷。汗出而厥。四肢拘急不解。脉微欲絕者。通脉四逆加猪膽汁湯主之。[六]

吐已下斷。津液內竭。則不當汗出。汗出者。不當厥。今汗出而厥。四肢拘急不解。脉微欲絕者。陽氣大虛。陰氣獨勝也。若純與陽藥。恐陰為格拒。或嘔或躁。不得復入也。與通脉四逆湯。加猪膽汁。膽苦入心而通脉。

膽寒，補肝而和陰，引置陽藥，不被格拒。吐利發汗。內經曰：微者逆之，甚者從之。此之謂也。

脉平，小煩者，以新虚不勝穀氣故也。內經曰：食入於陰，長氣於陽。新虚不勝穀氣，是生小煩。

辨陰陽易差後勞復病證并治第十四

傷寒陰陽易之為病，其人身體重，少氣，少腹裏急，或引陰中拘攣，熱上衝胷，頭重不欲擧，眼中生花，膝脛拘急者，燒裩散主之。[一]大病新差，血氣未復，餘熱未盡，強合陰陽得病者，名曰易。男子病新差未平復，而婦人與之交，得病，名曰陽易；婦人新病差，未平復，男子與之交，得病，名曰陰易。以陰陽相感，動其餘毒，相染著如換易也。其人病身体重，少氣者，損動真氣也。少腹裏急，引陰中拘攣，膝脛拘急，陰氣極也。熱上衝胷，頭重，不欲擧，眼中生花者，感動之毒，所易之氣薰蒸於上也。與燒裩散以道陰氣。

燒裩散方

右取婦人中裩近隱處，剪燒灰，以水和服方寸匕，日三服。小便即利，陰頭微腫則愈。婦人病，取男子裩當燒灰。

大病差後勞復者，枳實梔子湯主之。若有宿食者，加大黃如博碁子大五六枚。〔三〕

病有勞復，有食復。傷寒新差，血氣未平，餘熱未盡，早作勞動病者，名曰勞復。病熱少愈而強食之，熱有所藏，因其穀氣留傳，兩陽相合而病者，名曰食復。勞復則熱氣浮越，與枳實梔子豉湯以解之；食復則胃有宿積，加大黃以下之。

枳實梔子豉湯方

枳實叁枚，炙。苦寒　梔子拾肆枚，擘。苦寒　豉壹升，綿裹。苦寒

枳實梔子豉湯，則應吐劑，此云覆令微似汗出者，以其熱聚於上，苦則吐之；熱聚於表者，苦則發之。內經曰：火淫所勝，以苦發之。此之謂也。

右叁味，以清漿水柒升，空煑取肆升，內枳實梔子，煑取貳升，下豉，更煑伍陸沸，去滓，溫分再服，覆令微似汗。

傷寒差已後，更發熱者，小柴胡湯主之。[三]

脉浮者，以汗解之；脉沉實者，以下解之。差後餘熱未盡，更發熱者，與小柴胡湯以和解之。脉浮者，熱在表也，故以汗解；脉沉者，熱在裏也，故以下解之。

大病差後，從腰已下有水氣者，牡蠣澤瀉散主之。[四]大病差後，脾胃氣虛

不能制約腎水，水溢下焦，腎以下為腫也。金匱要畧曰：腰以下腫，當利小便。與牡蠣澤瀉散，利小便而散水也。

牡蠣澤瀉散方

牡蠣熬，鹹平 澤瀉鹹寒 括蔞根苦寒 蜀漆辛平，洗去腥 葶藶苦寒，熬 商陸根熬，辛酸鹹平 海藻鹹寒，洗去鹹。已上各等分

鹹味涌泄，牡蠣、澤瀉、海藻之鹹，以泄水氣。內經曰：濕淫於內，平以苦，佐以酸辛，以苦泄之。蜀漆、葶藶、括蔞、商陸之酸辛與苦，以導腫濕。

右柒味，異擣下篩為散，更入臼中治之。白飲和服方寸匕，小便利，止後服。日叄服。

大病差後，喜唾，久不了了者，胃上有寒，當以丸藥溫之，宜理中丸。[五] 汗後陽氣不足，胃中虛寒，不內津液，故喜唾，不了了。與理中丸以溫其胃。

傷寒解後，虛羸少氣，氣逆欲吐者，竹葉石膏湯主之。[六] 傷寒解後，津液不足而虛羸，餘熱未盡，熱則傷氣，故少氣，氣逆欲吐。與竹葉石膏湯，調胃散熱。

竹葉石膏湯方

竹葉貳把 辛平　石膏壹斤 甘寒　半夏半升，洗 辛溫

麥門冬壹升 甘平，去心　人參叁兩 甘溫　甘草貳兩 甘平，炙

粳米半升 甘微寒

辛甘發散而除熱。竹葉、石膏、甘草之甘辛，以發散餘熱；甘緩脾而益氣，麥門冬、人參、粳米之甘，

以補不足。辛者，散也。氣逆者欲其散，半夏之辛，以散氣逆。

右柒味，以水壹斗，煮取陸升，去滓，內粳米，煮米熟，湯成去米，溫服壹升，日叁服。

病人脉已解，而日暮微煩，以病新差，人強與穀，脾胃氣尚弱，不能消穀，故令微煩，損穀則愈。陽明王於申酉戌，宿食在胃，故日暮微煩，當小下之，以損宿穀。

辨不可發汗病脉證并治第十五

夫以為疾病至急，倉卒尋按，要者難得，故重集諸可與不可方治，比之三陰三陽篇中，此易見也。又時有不止是三陰三陽，出在諸可與不可中也。諸不可汗不可下病證藥方。前三陰三陽篇中經註已具者。更不復出。其餘無者。於此已後經註備見。

脉濡而弱。弱反在關。濡反在巔。微反在上。濇反在下。微則陽氣不足。濇則無血。陽氣反微。中風汗出而反躁煩。濇則無血。厥而且寒。陽微發汗。躁不得眠。寸關為陽。脉當浮盛。弱反在關。則裏氣不及。濡反在巔。則表氣不逮。衛行脉外。浮為在上。以候衛。微反在上。是陽氣不足。榮行脉中。沉為在下。以候榮。濇反在下。是無血也。陽微不能固外。腠理開疎。風因客之。故令汗出而躁煩。無血則陰虛。不與陽相順接。故厥而且寒。陽微。無津液。則不能作汗。若發汗。則必亡陽而躁。經曰。汗多亡陽。遂虛惡風煩躁。不得眠也。

動氣在右。不可發汗。發汗則衄而渴。心苦煩。飲即吐水。動氣者。築築然氣動也。在右者。在臍之右也。難經曰。肺內證。臍右有動氣。按之牢若痛。肺氣不治。正氣內虛。氣動於臍之右也。發汗則動肺氣，肺主氣，開竅於鼻，氣虛則不能衛血，血溢妄行，隨氣出於鼻為衄。亡津液，胃燥，則煩渴而心苦煩。肺惡寒，飲水則傷肺，故飲即吐水。

動氣在左，不可發汗。發汗則頭眩，汗不止，筋惕肉瞤。難經曰：肝內證，臍之左有動氣，按之牢若痛。肝氣不治，正氣內虛，氣動於臍之左也。肝為陰之主，發汗，汗不止則亡陽外虛，故頭眩筋惕肉瞤。針經曰：上虛則眩。

動氣在上，不可發汗。發汗則氣上衝，正在心端。難經曰：心內證，臍上有動氣，按之牢若痛。心氣不治，正氣內虛，氣動於臍之上也。心為陽，發汗亡陽，則愈損心氣，腎乘心虛，欲上凌心，故氣上衝，正在心端。

動氣在下，不可發汗。發汗則無汗，心中太煩，骨節苦疼，目運惡寒，食則反吐，穀不得前。難經曰：腎內證，臍下有動氣，按之牢若痛。腎氣不治，正氣內虛，動氣發於臍之下也。腎者主水，發汗則無汗者，水不足也。心中大煩者，腎虛不能制心火也。骨節苦疼者，腎主骨也。目運者，腎病則目䀮䀮如無所見。惡寒者，腎主寒也。食則反吐，穀不得前者，腎水乾也。王水曰：病嘔而吐，食久反出，是無水也。

咽中閉塞，不可發汗，發汗則吐血，氣欲絶，手足厥冷，欲得踡臥，不能自温。

咽門者，胃之系，胃經不和，則咽內不利。發汗攻陽，血隨發散而上，必吐血也。胃經不和，而反攻表，則陽虛於外，故氣欲絶，手足冷，欲踡而不能自温。

諸脉得數動微弱者，不可發汗。發汗則大便難，腹中乾，胃燥而煩，其形相象，根本異源。

動數之脉，為熱在表；微弱之脉，為熱在裏。發汗亡津液，則熱氣愈甚，胃中乾燥，故大便難，腹中乾，胃燥而煩。根本雖有表裏之異，逆治之後，熱傳之則一，是以病形相象也。

脉濡而弱，弱反在關，濡反在巔，弦反在上，微反在下。弦為陽運，微為陰寒，上實下虛，意欲得温。微弦為虛不可發汗。發汗則寒慄，不能自還。弦在上，則風傷氣；風勝者，陽為之運動。微在下，則寒傷血；血傷者，裏為之陰寒。外氣怫鬱，為上實；裏有陰寒，為下虛。表熱裏寒，意欲得溫。若反發汗，亡陽，陰獨，故寒慄不能自還。

欬者則劇，數吐涎沫，咽中必乾，小便不利，心中饑煩，晬時而發，其形似瘧，有寒無熱，虛而寒慄。欬而發汗，踡而苦滿，腹中復堅。肺寒氣逆，欬者則劇，吐涎沫，亡津液，咽中必乾，小便不利，膈中陽氣虛，心中飢而煩，一日一夜，氣大會於肺，邪上相擊，晬時而發，形如寒瘧，但寒無熱，虛而寒慄。發汗攻陽，則陽氣愈虛，陰寒愈甚，故踡而苦滿，腹中復堅。

厥，脉緊不可發汗，發汗則聲亂咽嘶，舌萎聲不得前。厥而脉緊，則少陰傷寒也，法當溫裏，而反發汗，則損少陰之氣。少陰之脉入肺中，循喉嚨，挾舌本，腎為之本，肺為之標，本盛則標弱，故聲亂咽嘶，舌萎聲不得前。

諸

逆發汗。病微者難差。劇者言亂。目眩者死。命將難全。不可發汗而強發之。輕者因發汗重而難差。重者脫其陰陽之氣。言亂目眩而死。難經曰。脫陽者見鬼。是此言亂也。脫陰者目盲。是此目眩也。眩非玄而見玄。是近於盲也。

欬而小便利。若失小便者。不可發汗。汗出則四肢厥逆冷。肺經虛冷。上虛不能治下者。欬而小便利。或失小便。上虛發汗。則陽氣外亡。四肢者。諸陽之本。陽虛則不與陰相接。故四肢厥逆冷。

傷寒頭痛。翕翕發熱。形象中風。常微汗出自嘔者。下之益煩。心中懊憹如饑。發汗則致痓。身強難以屈伸。熏之則發黃。不得小便。久則發欬唾。傷寒。當無汗惡寒。今頭痛發熱。微汗出。自嘔。則傷寒之邪。傳而為熱。欲行於裏。若反下之。邪熱乘虛。流於胷中。為虛煩。心懊憹如饑。若發汗。則虛表。熱歸經絡。熱甚生風。故身強直而成痓。若熏之。則火熱相合。消爍津液。故小便不利而發黄。肺惡火。炎則火熱傷肺。必發欬嗽而唾膿。

辨可發汗脉證并治第十六

大法。春夏宜發汗。春夏陽氣在外。邪氣亦在外。故可發汗。凡發汗。欲令手足俱周。時出以縶縶然一時間許。亦佳。不可令如水流漓。若病不解。當重發汗。汗多必亡陽。陽虛不得重發汗也。汗緩緩出。則表裏之邪悉去。汗大出。則邪氣不除。但亡陽也。陽虛為無津液。故不可重發汗。

凡服湯發汗。中病便止。不必盡劑。汗多則亡陽。

凡云可發汗。無湯者。丸散亦可用。要以汗出為解。然不如湯隨證良驗。聖濟經曰。湯液主治本乎腠理。壅鬱除邪氣者。於湯為宜。金匱玉函曰。水能淨萬物。故用湯也。

夫病脉浮大。問病者言

但便鞕爾設利者為大逆鞕為實汗出而解何以故脉浮當以汗解經曰脉浮大應發汗醫反下之為大逆便鞕難雖為裏實亦當先解其外若行利藥是為太逆結胷雖急脉浮太猶不可下下之即死況此便難乎經曰本發汗而復下之此為逆若先發汗治不為逆

下利後身疼痛清便自調者急當救表宜桂枝湯發汗外臺云裏和表病汗之則愈

釋音

拒音巨抑也 函音含又音咸書函 盳音荒目不明也

註解傷寒論卷第八　仲景全書第十八

漢　長沙守　張仲景　述
晉　太醫令　王叔和　撰次
宋　聊攝人　成無已　註解
明　虞山人　趙開美　校句

辨發汗後病脉證并治第十七

發汗多，亡陽譫語者，不可下，與柴胡桂枝湯，和其榮衛，以通津液，後自愈。胃為水穀之海，津液之主。發汗多，亡津液，胃中燥，必發譫語。此非實熱，則不可下，與柴胡桂枝湯，和其榮衛，通行津液，津液生，則胃潤，譫語自止。

此一卷，第十七篇，凡三十一證，前有詳說。

辨不可吐第十八

合四證。已具太陽篇中。

辨可吐第十九

大法。春宜吐。春時陽氣在上。邪氣亦在上。故宜吐。凡用吐湯。中病即止。不必盡劑也。要在適當。不欲過也。

病胸上諸實。胸中鬱鬱而痛。不能食。欲使人按之。而反有涎唾。下利日十餘行。其脉反遲。寸口脉微滑。此可吐之。吐之。利則止。胸上諸實。或痰實。或熱鬱。或寒結胸中。鬱而痛。不能食。欲使人按之。反有涎唾者。邪在下。按之。氣下而無涎唾。此按之反有涎唾者。知邪在胸中。經曰。下利脉遲而滑者。內實也。今下利日十餘行。其脉反遲。寸口脉微滑。是上實也。故可吐之。玉函曰。上盛不已。吐而奪之。

宿食在上脘

者。當吐之。宿食在中下脘者。則宜下。宿食在上脘。則當吐。內經曰。其高者因而越之。其下者引而竭之。

病人手足厥冷。脉乍結。以客氣在胷中。心下滿而煩。欲食不能食者。病在胷中。當吐之。此與第六卷厥陰門瓜蔕散證同。彼云脉乍緊。此云脉乍結。惟此有異。緊為內實。乍緊則實未深。是邪在胷中。結為結實。乍結則結未深。是邪在胷中。所以證治俱同也。

釋音

脘音管胃府也　竭渠孽切盡也　蔕音帝瓜蔕也

註解傷寒論卷第九　仲景全書第十九

漢　長沙守　張仲景　述
晋　太醫令　王叔和撰次
宋　聊攝人　成無巳註解
明　虞山人　趙開美校句

辨不可下病脉證并治第二十

脉濡而弱。弱反在關。濡反在巔。微反在上。澁反在下。微則陽氣不足。澁則無血。陽氣反微。中風汗出而反躁煩。澁則無血。厥而且寒。陽微不可下。下之則心下痞鞕。陽微下之。陽氣已虚。陰氣内甚。故心下痞鞕。

動氣在右。不

可下。下之則津液內竭，咽燥鼻乾，頭眩心悸也。動氣在右，肺之動也。下之傷胃動肺，津液內竭，咽燥鼻乾者，肺屬金，主燥也。頭眩心悸者，肺主氣而虛也。動氣在左，不可下。下之則腹內拘急，食不下，動氣更劇，雖有身熱，卧則欲踡。動氣在左，肝之動也。下之損脾，而肝氣益勝，復行於脾，故腹內拘急，食不下。動氣更劇也。雖有身熱，以裏氣不足，故卧則欲踡。動氣在上，不可下。下之則掌握熱煩，身上浮冷，熱汗自泄，欲得水自灌。動氣在上，心之動也。下之則傷胃內動心氣。心為火，主熱。針經曰：心所生病者，掌中熱。肝為藏中之陰，病則雖有身熱，卧則欲踡，作表熱裏寒也。心為藏中之陽，病則身上浮冷，熱汗自泄，欲得水自灌，作表寒裏熱也。二藏陰陽寒熱，明可見焉。動氣在下，不可下。下之則腹脹滿，卒起頭眩，食則下清穀，心下痞也。

動氣在下。腎之動也。下之則傷脾。腎氣則動。腎因寒乘脾。故有腹滿頭眩。下利則心下痞之證也。咽中閉塞。不可下。下之則上輕下重。水漿不下。卧則欲踡。身急痛。下利日数十行。咽中閉塞。胃已不和也。下之則閉塞之邪為上輕。復傷胃氣。為下重。至水漿不下。卧則欲踡。身急痛。下利日数十行。知虛寒也。諸外實者。不可下。下之則發微熱。亡脉厥者。當臍握熱。外實者表熱也。汗之則愈。下之為逆。下後裹虛。表熱内陷。故發微熱。厥深者熱亦深。亡脉厥者。則陽氣深陷。客於下焦。故當臍握熱。諸虛者。不可下。下之則大渴。求水者易愈。惡水者劇。金匱玉函曰。虛者十補。勿一瀉之。虛家下之為重虛。内竭津液。故令大渴。求水者。陽氣未竭。而猶可愈。惡水者。陽氣已竭。則難可制。脉濡而弱。弱反在關。濡反在巔。弦反在上。微反在下。弦為陽運。微為陰寒。上實下虛。意欲得温。微弦為虛。虛者不可下也。虛家下之。是為重虛。難經曰。實實虛虛。損不足。益有餘。此者。是中工所害也。

微則為欬。欬則吐涎。下之則欬止。而利因不休。利不休則胷中如蟲齧。粥入則出。小便不利。兩脇拘急。喘息為難。頸背相引。臂則不仁。極寒反汗出。身冷若氷。眼睛不慧。語言不休。而穀氣多入。此為除中。口雖欲言。舌不得前。內經曰。感於寒。則受病。微則為欬。甚則為泄為痛。肺感微寒。為欬。則脉亦微也。下之氣下。欬雖止。而因利不休。利不休。則奪正氣而成危惡。胷中如蟲齧。粥入則出。小便不利。兩脇拘急。喘息為難者。裏氣損也。頸背相引。臂為不仁。極寒。反汗出。身冷如氷者。表氣損也。表裏損極。至陰陽俱脫。眼睛不慧。語言不休。難經曰。脫陽者見鬼。脫陰者目盲。陰陽脫者。應不能食。而穀多入者，此為除中，是胃氣除去也。口雖欲言，舌不得前，氣已衰脫，不能運也。

脉濡而弱，弱反在關，濡反在巔，浮反在上，數反在下。浮為陽虛，數為無血，浮為虛，數為熱。浮為虛，自汗出而惡寒；數為痛，振寒而慄。微弱在關，胷下為急，喘汗而不得呼吸，呼吸之中，痛在於脇，振寒相搏，形如瘧狀，醫反下之，故令脉數，發熱，狂走見鬼，心下為痞，小便淋瀝，小腹甚硬，小便則尿血也。

弱在關，則陰氣內弱；濡在巔，則陽氣外弱；浮為虛，浮在上，則衛不足也，故云陽虛。陽虛不固，故腠理汗出惡寒。數亦為虛，數在下，則榮不及，故云亡血。亡血則不能溫潤腑藏，故數而痛，振而寒慄。微弱在關，邪氣傳裏也。裏虛遇邪，胷下為急，喘而汗出，脇下引痛，振寒如瘧。此裏邪未實，表邪未解，醫反下之，裏氣益虛，邪熱內陷故脉數發熱。狂走見鬼。心下為痞。此熱陷於中焦者也。若熱氣深陷。則客於下焦。使小便淋瀝。小腹甚鞕。小便尿血也。

脉濡而緊。濡則胃氣微。緊則榮中寒。陽微衛中風。發熱而惡寒。榮緊胃氣冷。微嘔心內煩。醫為有大熱。解肌而發汗。亡陽虚煩躁。心下苦痞堅。表裏俱虚竭。卒起而頭眩。客熱在皮膚。悵怏不得眠。不知胃氣冷。緊寒在關元。技巧無所施。汲水灌其身。客熱應時罷。慄慄而振寒。重被而覆之。汗出而冒巔。體惕而又振。小便為微難。寒氣因水發。清穀不容間。嘔變反腸出。顛倒不得安。手足為微逆。身冷而內煩。遲欲從後救。安可復追還。胃冷榮寒。陽微中風。發熱惡寒。微嘔心煩。醫不溫胃。反為有熱。解肌發汗。則表虛亡陽。煩躁。心下痞堅。先裹不足。發汗。又虛其表。表裏俱虛竭。卒起頭眩。客熱在表。悵快不得眠。醫不救裏。但責表熱。汲水灌洗以却熱客熱易罷。裏寒益增。慄而振寒。復以重被覆之。表虛。遂汗出。愈使陽氣虛也。巔。眴也。巔冒頂體振寒小便難者。亡陽也。寒。因水發。下為清穀。上為嘔吐外有厥逆。內為躁煩。顛倒不安。雖欲拯救。不可得也。本草曰。病勢已過。命將難全。脉浮而大。浮為氣實。大為血虛。血虛為無陰。孤陽獨下陰部者。小便當赤而難。胞中當虛。今反小便利而大汗出。法應衛家當微。今反更實。津液四射。榮竭血盡。乾煩而不得眠。血薄肉消。而成暴液。醫復以毒藥攻其胃。此為重虛。客陽去有期。必下如汙涅而死。衛為陽。榮為陰。衛氣強實。陰血虛弱。陽乘陰虛下至陰部。陰部，下焦也。陽為熱，則消津液，當小便赤而難。今反小便利而大汗出者，陰氣內弱也。經曰：陰弱者汗自出。是以衛家不微，而反更實，榮竭血盡，乾煩而不眠，血薄則肉消，而成暴液者，津液四射也。醫反下之，又虛其裏，是為重虛，孤陽因下而又脫去，氣血皆竭，胃氣內盡，必下如汙泥而死也。

脉數者，久數不止。止則邪結，正氣不能復，正氣却結於藏，故邪氣浮之，與皮毛相得。脉數者，不可下，下之則必煩利不止。數為熱，止則邪氣結於經絡之間，正氣不得復行於表，則却結於藏，邪氣獨浮於皮毛。下之虛其裏，邪熱乘虛而入，裏虛叶熱，必煩利不止。

脉浮大，應發汗。醫反下之，此為大逆。浮大屬表，故不可下。病欲吐者，不可下。

嘔多，雖有陽明證，不可攻之。為邪猶在胷中也。

太陽病。外證未解，不可下，下之為逆。表未解者，雖有裏證，亦不可下，當先解外。

為順。若反下之，則為逆也。經曰：本發汗而復下之，此為逆也；若先發汗，治不為逆。

夫病陽多者熱，下之則鞕。陽熱證多，則津液少，下之雖除熱，復損津液，必便難也。或謂陽多者，表熱也，下之則心下鞕。

無陽陰強，大便鞕者，下之則必清穀，腹滿。無陽者，亡津液也；陰強者，寒多也。大便鞕則為陰結，下之虛胃，陰寒內甚，必清穀腹滿。

傷寒發熱，頭痛，微汗。發汗則不識人，熏之則喘，不得小便，心腹滿，下之則短氣，小便難，頭痛背強，加溫針則衄。傷寒則無汗，發熱頭痛，微汗出者，寒邪變熱，欲傳於裏也。發汗則亡陽增熱，故不識人。若以火熏之，則火熱傷氣，內消津液，結為裏實，故喘，不得小便，心腹滿。若反下之，則內虛津液，邪欲入裏，外動經絡，故短氣，小便難，頭痛背強。若加溫針，益陽增熱，必動其血而為衄也。

傷寒脉陰陽俱緊，惡寒發熱，則脉欲厥。厥者，脉初來大漸漸小。更來漸漸大。是其候也。如此者。惡寒甚者。翕翕汗出。喉中痛。熱多者。目赤脉多。睛不慧。醫復發之。咽中則傷。若復下之。則兩目閉。寒多者。便清穀。熱多者。便膿血。若熏之。則身發黄。若熨之。則咽燥。若小便利者。可救之。小便難者。為危殆。脉陰陽俱緊。則清邪中上。濁邪中下。太陽少陰俱感邪也。惡寒者。少陰發熱者。太陽脉欲厥者。表邪欲傳裏也。惡寒甚者。則變熱。翕翕汗出。喉中痛。以少陰之脉。循喉嚨故也。熱多者。太陽多也。目赤脉多者。睛不慧。以太陽之脉。起於目故也。發汗攻陽。則少陰之熱。因發而上行。故咽中傷。若復下之。則太陽之邪。因虚而内陷。故兩目閉。陰邪下行。為寒多。必便清穀。陽邪下行。為熱多。必便膿血。熏之則火熱甚。身必發黄。熨之則火熱輕。必為咽燥。小便利者。為津液未竭。猶可救之。小便難者。津液已絶。則難可制而危殆矣。傷寒發熱。口中勃勃氣出。頭痛目黃。衂不可制。貪水者必嘔。惡水者厥。若下之。咽中生瘡。假令手足溫者。必下重便膿血。頭痛目黃者。若下之。則兩目閉。貪水者。脉必厥。其聲嚶。咽喉塞。若發汗。則戰慄。陰陽俱虛。惡水者。若下之。則裏冷。不嗜食。大便完穀出。若發汗。則口中傷。舌上白胎。煩燥。脉數實。不大便六七日。後必便血。若發汗。則小便自利也。傷寒發熱。口中勃勃氣出。熱客上膲也。頭痛目黃。衂不可制者。熱烝於上也。千金曰。無陽即厥。無陰即嘔。貪水者必嘔。則陰虛也。惡水者厥。則陽虛也。發熱。口中勃勃氣出者。咽中已熱也。若下之。亡津液。則咽中生瘡。熱因裏虛而下。若熱氣內結。則手足必厥。設手足溫者。熱氣不結而下行。作協熱利。下重。便膿血也。頭痛目黃者下之。熱氣內伏。則目閉也。貪水為陰虛。下之又虛其裏。陽氣內陷。故脉厥。聲嚶。咽喉閉塞。陰虛發汗。又虛其陽。使陰陽俱虛而戰慄也。惡水為陽虛。下之又虛。胃氣虛寒。內甚。故裏冷。不嗜食。陽虛發汗則上焦虛燥。故口中傷爛。舌上白胎而煩燥也。經曰。脉數不解。合熱則消穀。喜饑。至六七日不大便者。此有瘀血。此脉數實。不大便六七日。熱畜血於內也。七日之後。邪熱漸解。迫血下行。必便血也。便血發汗。陰陽俱虛。故小便利。

下利脉大者。虛也。以其強下之故也。設脉浮革。固爾腸鳴者。屬當歸四逆湯主之。脉大為虛。以未應下而下之利因不休也。浮者。按之不足也。革者。實大而長。微弦也。浮為虛。革為寒。寒虛相搏。則腸鳴。與當歸四逆湯。補虛散寒。

辨可下病脉證并治第二十一

大法秋宜下。秋時陽氣下行。則邪亦在下。故宜下。凡服下藥。用湯勝丸中病即止不必盡劑也湯之為言蕩也。滌蕩腸胃。溉灌臟腑。推陳燥結。却熱下寒。破散邪疫。理導潤澤枯槁。悅人皮膚。益人血氣。水泄淨萬物。故勝丸散。中病即止者。如承氣湯證云。若一服利。止後服。又曰。若一服譫語止。更莫復服。是不盡劑也。下利三部脉皆平按之心下鞕者急下之宜大承氣湯。下利者。脉當微厥。今反和者。此為內實也。下利三部脉平者。已為實。而久按之心下鞕。故知邪甚也。故宜大承氣湯下之。下利脉遲而滑者內實也利未欲止當下之宜大承氣湯經曰。脉遲者。食乾物得之。金匱要略曰。滑則穀氣實。下利脉遲而滑者。胃有宿食也。脾胃傷食。不消水穀。是致下利者。云內實。若但以溫中厚腸之藥。利必未止。可與大承氣湯。下去宿食。利自止矣。問曰人病有宿食何以別之師曰寸口脉浮而大按之反濇尺中亦微而濇故知有宿食，當下之，宜大承氣湯。寸以候外，尺以候內；浮以候表，沉以候裏。寸口脉浮大者，氣實血虛也。按之反澁，尺中亦微而澁者，胃有宿食，裏氣不和也。與大承氣湯，以下宿食。

下利不欲食者，以有宿食故也。當下之，與大承氣湯。傷食則惡食，故不欲食。如傷風惡風、傷寒惡寒之類也。

下利差後，至其年月日復發者，以病不盡故也。當下之，宜大承氣湯。乘春，則肝先受之；乘夏，則心先受之；乘至陰，則脾先受之；乘秋，則肺先受之。假令春時受病，氣必傷肝，治之難愈。邪有不盡者，至春時元受月日，內外相感，邪必復動而痛也。下利為腸胃疾，宿積不盡，故當下去之。

下利脉反滑，當有所去，下之乃愈，宜大承氣湯。脉經曰：脉滑者，為病食也。下利脉滑，則內有宿食，故云當有所去。與大承氣湯，以下宿食。

病腹中滿痛者，此為實也，當下之，宜大承氣湯。金匱要畧曰。病者腹滿，按之不痛為虛，痛為實，可下之。腹中滿痛者，裏氣壅實也，故可下之。

傷寒後脉沉，沉者，內實也，下解之，宜大柴胡湯。傷寒後，為表已解；脉沉為裏未和，與大柴胡湯，以下內實。經曰：傷寒差以後，更發熱，脉沉實者，以下解之。

脉雙弦而遲者，必心下鞕；脉大而緊者，陽中有陰也，可以下之，宜大承氣湯。金匱要畧曰：脉雙弦者，寒也。經曰：遲為在藏。脉雙弦而遲者，陰中伏陽也，必心下鞕。大則為陽，緊則為寒，脉大而緊者，陽中伏陰也，與大承氣湯，以分陰陽。

釋音

齧 魚結切 噬也

盥 音貫 澡手也

悵怏 上丑亮切 望恨也 下於亮切 不服也

嚶 於耕切 烏鳴也

溉灌 上居代切 下音貫 注也

註解傷寒論卷第十　　仲景全書第二十

漢　長沙守　張仲景　述
晉　太醫令　王叔和　撰次
宋　聊攝人　成無已　註解
明　虞山人　趙開美　校句

辨發汗吐下後脉證并治第二十二

此第十卷第二十二篇凡四十八證前三陰三陽篇中悉具載之　卷内音釋上卷已有

此巳下諸方。於隨卷本證下雖已有。緣止以加减言之。未甚明白。似於覽者檢閱未便。今復校勘備列于後。

桂枝加葛根湯方

葛根肆两 芍藥貳两 甘草貳两

生薑叁两切 大棗拾貳枚擘 桂枝貳两去皮

右陸味。以水壹斗。先煑麻黄葛根減貳升。去上沫。内諸藥。煑取叁升。去滓。温服壹升。覆取微似汗。不須啜粥。餘如桂枝法。

桂枝加厚朴杏子湯方 於桂枝湯方内。加厚朴貳两。杏仁伍拾箇。去皮尖。餘依前法。

桂枝加附子湯方 於桂枝湯方内。加附子壹枚。炮。去皮。破捌片。餘依前法。术附湯方。附於此方內去桂枝。加白朮肆兩。依前法。

桂枝去芍藥湯方 於桂枝湯方內去芍藥。餘依前法。

桂枝去芍藥加附子湯方 於桂枝湯方內去芍藥加附子壹枚。炮。去皮。破捌片。餘依前法。

桂枝麻黃各半湯方

桂枝壹两拾陸銖去皮　芍藥　生薑切　甘草炙

麻黃各壹两去節　大棗肆枚擘

杏仁貳拾肆箇湯浸去皮尖及兩仁者

右柒味。以水伍升。先煑麻黃壹貳沸。去上沫。內諸藥。煑取壹升捌合。去滓。溫服陸合。

桂枝二麻黄一湯方

桂枝壹两拾柒銖去皮　芍藥壹两陸銖　麻黄拾陸銖去節

生薑壹两陸銖切　杏仁拾陸箇去皮尖

甘草壹两貳銖炙　大棗伍枚擘

右柒味。以水伍升。先煑麻黄壹貳沸。去上沫。内諸藥。煑取貳升。去滓。温服壹升。日再。

白虎加人參湯方　於白虎湯方内加人參叁两。餘依白虎湯法。

桂枝去桂加茯苓白术湯方　於桂枝湯方内去桂枝。加茯苓白术各叁两。餘依前法煎服。小便利則愈。

已上玖方病證。並在第二卷内。

葛根加半夏湯方於葛根湯方内，加入半夏半升，餘依葛根湯法。

桂枝加芍藥生薑人參新加湯方於第二卷桂枝湯方内，更加芍藥生薑各壹兩，人參叁兩，餘依桂枝湯法服。

梔子甘草豉湯方梔子豉湯方内，加入甘草貳兩，餘依前法，得吐，止後服。

梔子生薑豉湯方梔子豉湯方内，加生薑伍兩，餘依前法，得吐，止後服。

柴胡加芒消湯方小柴胡湯内，加芒消陸兩，餘依前法，服不解，更服。

桂枝加桂湯方第三卷桂枝湯方内，更加桂貳兩，共伍兩，餘依前法。

已上陸方病證，並在第三卷内。

柴胡桂枝湯方

桂枝去皮　黄芩　人參各壹兩半　甘草壹兩炙

半夏貳合半 芍藥壹兩半 大棗陸枚擘

生薑壹兩半切 柴胡肆兩

右玖味。以水柒升。煮取叁升。去滓。温服。

附子瀉心湯方

大黄貳兩 黄連 黄芩各壹兩

附子壹枚炮去皮破别煮取汁

右肆味。切叁味。以麻沸湯貳升漬之。須臾絞去滓。内附子汁。分温再服。

生薑瀉心湯方

生薑肆兩切 甘草叁兩炙 人參叁兩

乾薑壹两　黄芩叁两　半夏半升洗
黄連壹两　大棗拾貳枚擘
右捌味，以水壹斗，煑取陸升，去滓，再煎，取叁升。温服壹升，日叁服。

甘草瀉心湯方
甘草肆两　黄芩叁两　乾薑叁两
半夏半升洗　大棗拾貳枚擘　黄連壹两
右陸味，以水壹斗，煑取陸升，去滓，再煎，取叁升。温服壹升，日叁服。

黄芩加半夏生薑湯方　於黄芩湯方内，加半夏半升，生薑壹两半。餘依黄芩湯法服。

已上伍方病證並在第四卷内。

桂枝加大黄湯方

桂枝叄兩去皮　大黄壹兩　芍藥陸兩
生薑叄兩切　甘草貳兩炙　大棗拾貳枚擘

右陸味，以水柒升，煮取叄升，去滓，温服壹升，日叄服。

桂枝加芍藥湯方於第二卷桂枝湯方内，更加芍藥叄兩，通前共陸兩。餘依桂枝湯法服。

四逆加吴茱萸生薑湯方

當歸叁两　芍藥叁两　甘草貳两炙

通草貳两　桂枝叁两去皮　細辛叁两

生薑半斤切　吴茱萸貳升　大棗貳拾伍枚擘

右玖味。以水陸升。清酒陸升。和煑取伍升。去滓。温分伍服。一方。水酒各肆升。

已上叁方病證。並在第六卷内。

四逆加人參湯方於四逆湯方内。加人參壹两。餘依四逆湯法服。

四逆加猪膽汁湯方於四逆湯方内。加入猪膽汁半合。餘依前法服。如無猪膽以羊膽代之

已上貳方病證。並在第七卷内。

註解傷寒論勘誤表

頁	行	字	誤	正
四二	三	九	商	商
七二	一〇	一二	暖	服
七五	一〇	一一下	其三十穴	其三十九穴
九八	四	九下	桂枝去桂	桂枝湯去桂
一〇〇	三	白芍藥下右側小註	苦	味
一二六	八	人參下左側小註	味温	味甘温
一三二	五	四起	以水肆升	以水肆升煮取二升
一四三	一	半夏下右側小註	斤	升
一五四	七	牡蠣下左側小註	熬	煅

頁	行	字	誤	正
一五五	七	末二	凡	反
一五九	一	左側小註	脚	腥
一六六	五	二一、二三	諦證	證諦
一七九	一〇	芭豆下左側小註	平	辛
一八〇	四	三字起	强人半錢	强人半錢匕
一八一	一	九	五	五六
二〇四	一	半夏下左側小註	甘	辛
二二七	三	九字起	腹中轉氣者	腹中轉失氣者
二三六	七	二	擾	攪
二四四	六	末	貳	叁
二四六	九	末九	陽明發熱	陽明病發熱

頁	行	字	誤	正
二四八	一	末	喜	善
二四八	八	三	脇	協
二五一	四	三	之病	之爲病
二六〇	一〇	六字起	脉不至	脉不至者
二六三	七	末字起	內藥	內諸藥
二六三	一〇	五字起	無證	無裏證
二六九	二	七字起	和相得	和令相得
二七三	五		白通加猪膽汁方	白通加猪膽汁湯方
三一八	八	一七	久	灸
三一八	三	四	無	亡
三一九	二	一一	胃	衛
三二二	五	八字起	微汗	微汗出
三二七	三	一二一	當	當宜
三四〇	四		(缺)	麻黄三兩去節
三四〇	五	二	陸	柒
三四〇	七	末	法	湯法

頁	欄	行	字	誤	正